JN192989

知っておきたい

クロストリディオイデス・ディフィシル
感染対策 Point 20

浜松医療センター 副院長
兼 感染症内科長 兼 衛生管理室長

矢野邦夫 著

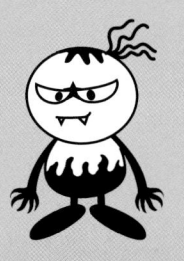

ヴァン メディカル

はじめに

　最近、抗菌薬スチュワードシップ（邦訳：抗菌薬適正使用支援）が推奨されています。その目的は、抗菌薬の使用による「意図しない結果」を最小限にしつつ、臨床効果を最大にすることです。「意図しない結果」には、抗菌薬の毒性、薬剤耐性菌の出現、そして、クロストリディオイデス・ディフィシルのような病原体の選択が含まれます。

　近年、北米や欧州において強毒性のクロストリディオイデス・ディフィシルによるアウトブレイクが発生しています。これは重症化しやすく、死亡率の高い病原体であり、再発も多いことが知られています。この強毒性の株は日本ではあまり報告されていませんが、油断はできません。そのため、クロストリディオイデス・ディフィシルについての十分な理解が求められます。

　クロストリディオイデス・ディフィシル感染症は下痢や発熱といった日常的に見られる症状を呈することが多いのですが、重症化して致死的にもなりうる感染症です。そのため、早期の発見と適切な治療が必要となります。しかし、保菌者に治療をするということは決して適切なことではなく、下痢のない患者やクロストリディオイデス・ディフィシル感染症の治療に成功した患者でのトキシン抗原迅速検査は実施すべきではありません。

　本書では、冒頭に「クロストリディオイデス・ディフィシル物語」を提示し、その他にも例え話などを挿入いたしました。これはクロストリディオイデス・ディフィシル感染症とはどのようなものであり、どのように治療してゆくのかを理解しやすくすることを目的としたものです。楽しんでいただけたら幸いに存じます。

最後に、このような企画を提示していただいた㈱ヴァンメディカルの山路唯巴氏に心から感謝の意を表します。また、浜松医療センターの感染対策を担当し、CDC ガイドラインの実践に全力を尽くしている衛生管理室（感染対策室）のスタッフに深謝の意を表します。

2018年 1 月吉日
浜松医療センター
矢野邦夫

Contents

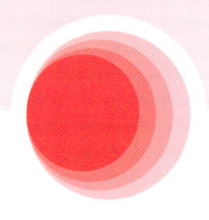

クロストリディオイデス・ディフィシル物語

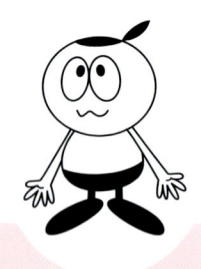

　クロストリディオイデス・ディフィシル（旧称：クロストリジウム・ディフィシル）感染症はどのようにして成立し、どのように制御されるのかは大変わかりにくいので、物語にしてみました。この物語を作るにあたって、30年以上前に見た面白い映画を参考にしました。この映画は、宇宙出身の性格温和で縫いぐるみのような知的な生物が地球にやってきたという設定でした。体長30cm程度で非常に人懐っこく、可愛いけれども、「真夜中を過ぎて食べ物を与えてはならない」というルールを破ってしまうと、変身して巨大化した凶暴な生物になり、様々な問題を引き起こすというものでした。

　ということで、これから『クロストリディオイデス・ディフィシル物語』をお話ししたいと思います。

　『クロストリディオイデス・ディフィシル物語』はじまりはじまり…。

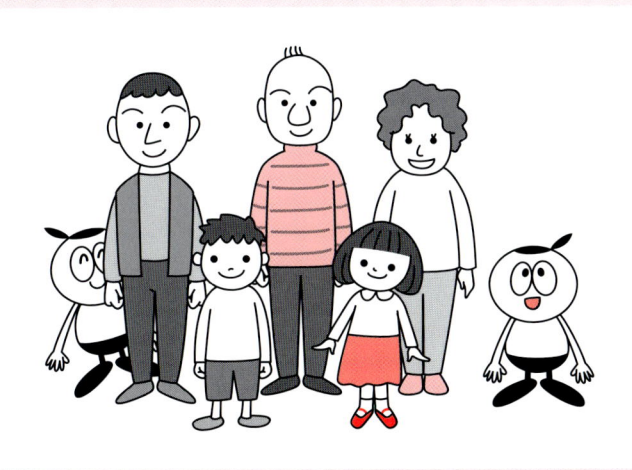

　昔々、ある村で、「クロちゃん」という種属がいました。クロちゃんはとてもおとなしく、通常は周囲の人々の教育効果もあって、何も悪さはしません。また、大変目立たない存在でもありました。

　ある日、その村で疫病が流行しました。その疫病によって村の人々が次々と倒れました。しかし、クロちゃんには何も影響がありませんでした。クロちゃんはその疫病に抵抗性を持っていたのです。

　その村にはもう、クロちゃん以外には誰もいません。これまでは、村の家々には人々が住んでいたのですが、彼らは死に絶えてしまったので、家屋は空家になっています。ここでクロちゃんは考えました。「今がチャンスだ！」と。そして、どんどん増殖し、その村の家々にはクロちゃんの仲間がどんどん住み込んでいったのです。

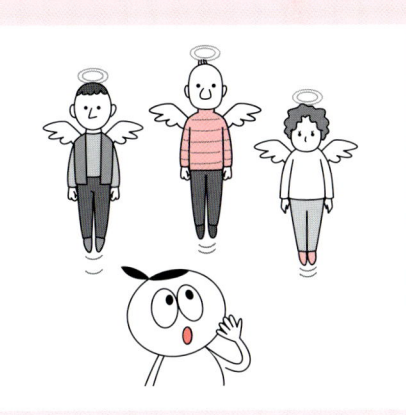

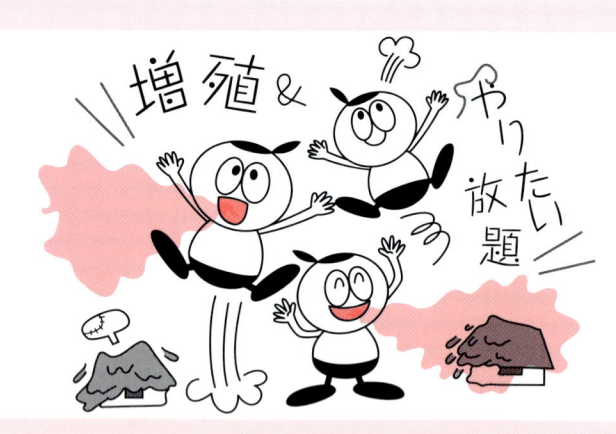

　単に住むだけならば村は安泰でした。しかし、クロちゃんの困ったことは、ペッペペッペと口から毒を周辺に撒き散らすのです。クロちゃんの仲間も村中で毒を撒き散らしました。その毒によって、村の家屋は次々と倒壊し、破壊されてしまったのです。

　これにはその村が属する国の王様は困ってしまいました。「何とかせねばならぬ！」と。そこで、まず、疫病を封じ込めました。これで人々が村に住み始めても病気で倒れることはありません。次に、クロちゃんとその仲間の数を減らそうということになりました。そこで、彼らにダメージを与えるために、煙薬を村中に焚いたのです。これでクロちゃんたちはほとんどいなくなりました。

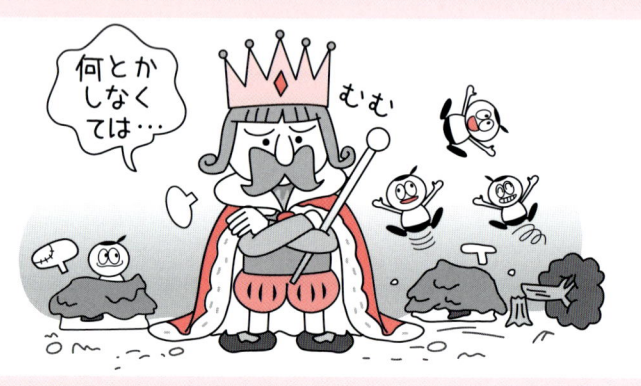

ここで村の人々が増えてきて、家々に住むようになり、クロちゃんたちを教育してくれれば、1人くらいクロちゃんの仲間が村に残っていても平気です。しかし、村に人々がなかなか定着しなければ、クロちゃんの仲間が再び村の家々を占拠し始めるのです。そのため、人々の定着が悪く、クロちゃんたちが増殖することを繰り返している村には、他の村の人々を強引に連れてきて、その村の家々に移住させるという手段がとられることもありました。

　ここで登場人物の正体を明かしたいと思います。まず、「クロちゃん」はクロストリディオイデス・ディフィシルです。「毒」はトキシンAとトキシンBです。「村の人々」は腸管の正常細菌叢の微生物たちであり、「村の家々」は腸管腔です。「疫病」は抗菌薬であり、「煙薬」はメトロニダゾールやバンコマイシンです。「王様」はそれらを処方する医師であり、「他の村の人々の移住」は糞便微生物移植です。

〜登場人物など〜
- クロちゃん：クロストリディオイデス・ディフィシル
- 毒：トキシンAとトキシンB
- 村の人々：腸管の正常細菌叢の微生物
- 村の家々：腸管腔
- 疫病：クロストリディオイデス・ディフィシル感染症を誘発した抗菌薬
- 煙薬：メトロニダゾールもしくはバンコマイシン
- 王様：主治医
- 他の村の人々の移住：糞便微生物移植

　クロストリディオイデス・ディフィシル（クロちゃんとその仲間）は腸管腔に住み着きますが、そこには正常細菌叢に属する様々な微生物（村の人々）がいます。その微生物が元気である限り、クロストリディオイデス・ディフィシルは増殖しません。しかし、正常細菌叢が抗菌薬（疫病）によって一掃されてしまうと、抗菌薬に耐性を持つクロストリディオイデス・ディフィシルのみが

生き残り、腸管腔（村の家々）で増殖します。そして、トキシン（毒）を放出することによって腸管にダメージが与えられ、下痢や発熱が見られるようになるのです。そのため、クロストリディオイデス・ディフィシルを殺滅するためにメトロニダゾールやバンコマイシン（煙薬）が投与されます。これによってクロストリディオイデス・ディフィシルは全滅するか、一部が残存するのみとなります。ここで正常細菌叢の微生物（村の人々）が増えてくれれば、クロストリディオイデス・ディフィシルの増殖はありません。しかし、正常細菌叢が元に戻らなければ、クロストリディオイデス・ディフィシルは再び増殖してしまうのです。それゆえ、やむを得ない場合には糞便微生物移植（他の村の人々の移住）をするのです。これによって正常細菌叢が回復すれば、クロストリディオイデス・ディフィシル感染症の問題は発生しなくなるのです。

如何でしょうか？　この物語が本当に映画化されるかどうかはわかりません。しかし、この物語の流れを理解すればクロストリディオイデス・ディフィシル感染症の成立と治療法が理解できると思います。

ここでもう1つ考えてほしいことは、クロちゃんはどのようにして村にたどり着いたのかということです。村と村の間には険しい山や谷があり、凍るような寒いところや、焼け付くような暑いところがあります。そのような厳しい環境を通り抜けて村から村にたどり着かなくてはなりません。クロちゃんとその仲間は宇宙服のような、とても強力な鎧を持っていて、厳しい環境に入り込むとそれを装着して耐え忍ぶことができる、という特技があるのです。このように鎧で身をガードしている状態が「芽胞」ということになります。

それでは、芽胞になったクロちゃんたちはどのように村から村へ移動するのでしょうか？　何か乗り物があるはずです。それは医療従事者の手指なのです。クロちゃん（＝クロストリディオイデス・ディフィシル）は主に医療従事者の手指によって村から村（人の腸管腔から他の人の腸管腔）へ移動するのです。したがって、医療従事者は手洗いを徹底して、クロストリディオイデス・ディフィシルが拡散しないようにすることが、とても大切なのです。

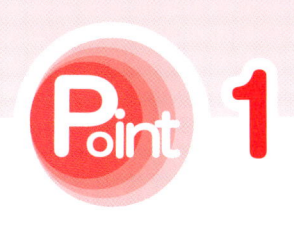

Point 1

『芽胞形成菌』 という、非常に守りの堅い特別な細菌です。

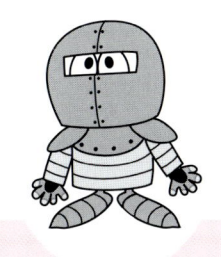

　「ベタオリ」「ビッグ4」「芽胞」。これらは「ガードが堅い」をイメージさせる用語です。もちろん、多くの人々は「ベタオリ」「ビッグ4」「芽胞」と聞いても、何のことやらさっぱりわからないでしょう。しかし、麻雀の好きな方は「ベタオリ」と聞けばピンとくると思います。これは自分のアガリ（勝ち）やテンパイ（勝ち一歩手前）を完全に放棄して、振り込みしない打牌（相手を勝たせない）をすることであり、守りに徹する方法です。「ビッグ4」は将棋の好きな方はご存じのことと思いますが、非常に強固な囲い方で王将を守る方法です。「芽胞」は医療従事者であれば知っている用語であり、高熱、酸、抗菌薬に抵抗性のある細菌の形態です。

　細菌の世界では、「芽胞」は固い守りの代名詞のようなものです。芽胞は100℃の高温でも耐えることができ、乾燥にも強く、消毒薬にも抵抗性があります。そのため、芽胞を形成する細菌には注意が必要です。芽胞を形成することができる細菌は、厳しい環境におかれると芽胞を形成して生き残ることがで

きるからです。「芽胞」は、一言で言えば「休眠状態の細菌」と言えます。一切の代謝が止りますが、生命は維持した状態となります。その形態は円形〜楕円形であり、厚い層に囲まれています。層の中には菌体が圧縮された状態で詰まっていて、核は芽胞核、細胞質は芽胞細胞質、細胞壁は芽胞細胞壁と呼ばれています。

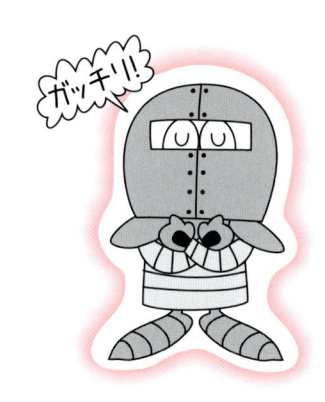

芽胞の状態では細菌は増殖することはできませんが、適当な環境になると栄養型に復元して増殖するようになります。栄養型とは「増殖している細菌」のことであり、栄養型になってしまうと厳しい環境には耐えることはできません。室温において、乾燥した環境表面におかれると速やかに死に絶えます。すなわち、守りは強固であるが増殖できない「芽胞」と、守りは脆弱であるが増殖できる「栄養型」、があるのです（**Point 3 参照**）。

芽胞は「休眠状態の細菌」のことであり、厳しい環境に耐えることができる細菌の形態である。栄養型は「増殖している細菌」のことであり、環境の変化に脆弱である。

クロストリディオイデス・ディフィシル（*Clostridioides difficile*）は芽胞を形成することができる細菌です。この名前の由来ですが、分離および通常の培地での増殖に関連した困難さゆえに、「difficult clostridium」と名付けられたそうです。クロストリディオイデス・ディフィシルには芽胞も栄養型も存在します。大腸の外では芽胞で生存し、芽胞が大腸に入ると栄養型になって、トキシンを産生します。芽胞は抗菌薬に耐性ですが、栄養型では感受性を示すようになります。

これまで、クロストリディオイデス・ディフィシル（*Clostridioides diffi-cile*）はクロストリジウム・ディフィシル（*Clostridium difficile*）と呼ばれていました。2016年、表現型、化学分類学、系統発生学による分類に基づいて、新しい属としてクロストリディオイデス属が提案され、そこに属することになったのです。クロストリジウム・マンゲノティ（*Clostridium mangenotii*）もクロストリディオイデス属に含まれることとなり、クロストリディオイデス・マンゲノティ（*Clostridioides mangenotii*）と命名されました。破傷風菌（*Clostridium tetani*）、ボツリヌス菌（*Clostridium botulinum*）、ウエルシュ菌（*Clostridium perfringens*）には変更はなく、クロストリジウム属のままです。クロストリディオイデス属やクロストリジウム属は芽胞を作ることができますが、バシラス属も芽胞を作ることができます。バシラス属には有名な炭疽菌（*Bacillus anthracis*）やセレウス菌（*Bacillus cereus*）が属しています。

それでは、クロストリディオイデス・ディフィシルはどこに生息しているのでしょうか？　土壌や枯草などの自然環境、ヒトや動物（イヌ、ネコ、ウシなど）の腸管や糞に生息しています。そして、環境が都合の悪い状況となってくると芽胞を形成します。すでに述べたように、芽胞は厳しい環境に耐えることができるので、乾燥した環境でも何ヶ月も何年も生存できるのです。

医療施設では、クロストリディオイデス・ディフィシルの芽胞は様々な環境表面で検出されます。環境汚染のレベルは患者の保菌や症状に従って増加します。培養陰性の患者の病室では環境汚染の割合が最も低く（病室の８％以下）、無症状保菌者の病室では中等度（病室の８〜30％）、クロストリディオイデス・ディフィシル感染症の患者の病室では最も高い（病室の９〜50％）ことが知られています。

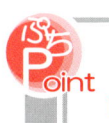

クロストリディオイデス・ディフィシル感染症の患者の病室の環境表面は、芽胞によって高頻度に汚染されている。

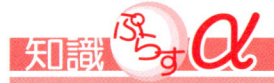

知識ぷらすα

代表的な芽胞形成菌と感染症

● **クロストリジウム属**

● **破傷風菌**：破傷風は芽胞が創傷部分から入り込むことによって感染します。「局所性破傷風」「頭部破傷風」「全身性破傷風」の３つの型があります。全身性破傷風が最も重症であり、最初は開口障害、そして項部硬直、嚥下困難、腹筋の硬直へと下行してゆき、人工呼吸器による管理が必要となります。潜伏期間は３日〜３週間（平均１〜２週間）です。

● **ボツリヌス菌**：ボツリヌス菌は毒素型食中毒を引き起こす病原体です。ボツリヌス菌の毒素は猛毒の神経毒なので、食中毒の症状（吐き気、嘔吐、発熱など）に加え、神経症状を合併します。重症例では呼吸麻痺により死亡することがあります。潜伏期間は４〜36時間です。

● **ウエルシュ菌**：ウエルシュ菌は感染型食中毒を引き起こす病原体です。腸管に到達した菌が増殖して症状を呈します。症状は軽い腹痛や下痢がほとんどで、回復も比較的早く、１日ほどで治まります。潜伏期間は６〜18時間です。

● **バシラス属**

● **炭疽菌**：炭疽には感染経路によって、皮膚炭疽、腸炭疽、肺炭疽の３つの型があります。患者のほとんどが皮膚炭疽ですが、これは皮膚の切り傷や擦過傷に菌が入り込むことによって感染します。ニキビや虫刺されのような皮膚病変が見られてから、次第に典型的な黒色痂皮となります。未治療での死亡率は10〜20％です。炭疽菌に汚染した肉を食べることによって感染するのが腸炭疽です。激しい腹痛や出血性腹水などが見られ、最終的には敗血症となります。未治療での死亡率は25〜50％です。炭疽菌の芽胞を吸い込むことによって感染するのが肺炭疽です。インフルエンザのような症状ではじまりますが、突然の呼吸困難やチアノーゼとなります。未治療での死亡率は90％以上です。炭疽菌は生物兵器として製造されています。

● **セレウス菌**：セレウス菌は毒素型食中毒を引き起こす病原体です。菌が産生した毒素が摂取され、それが腸管で吸収されることで発症します。潜伏期間は短く、30分〜８時間（通常３時間程度）です。

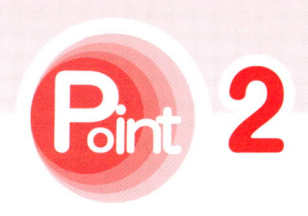

Point 2

腸の中で増えて、危険な『外毒素（トキシン）』を作り出します。

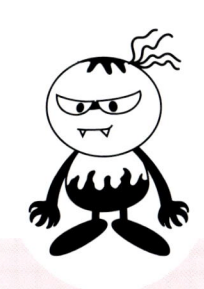

　毒蛇、毒蛾、毒蜘蛛など毒を作り出している動物は怖がられています。ハブのような毒蛇にかまれたら、咬傷部分のみならず、広範囲なダメージを受けることになります。毒蛾や毒蜘蛛なども同様です。河豚のようにフグ毒を作り出していても、美味しいということで食べられてしまう動物もいますが、基本的には毒のある生き物は好まれません。むしろ、一目置かれている感じがします。

　クロストリディオイデス・ディフィシルも毒（トキシン）を産生します。2つの強力な外毒素（トキシンAとトキシンB）を放出します。トキシンAはエンテロトキシン（腸管毒）で、トキシンBはサイトトキシン（細胞毒）です。これらのトキシンは腸管の上皮細胞のリセプターに結合して、炎症および下痢を引き起こします。便中のトキシンのレベルは疾患の重症度と関連していると言われています。病原体自体は非侵襲性なので、大腸の外に感染が及ぶことはありません。

　特に、トキシン B がクロストリディオイデス・ディフィシルの病毒性の主なものです。大腸粘膜へのダメージで比較すると、その毒性はトキシン A の 10 倍以上です。そのため、トキシン A を欠失した株であっても、両毒素を産生する株と同程度の病毒性なのです。

　トキシンを産生するといっても、高度にトキシンを産生するもの、低レベルに産生するもの、トキシンを産生しないものがあります。実際、クロストリディオイデス・ディフィシルの10～30％は毒素を産生しません。それらは腸管に保菌され、培養液にて増殖しますが、病原性はありません。病原体自体は非侵襲性なので、大腸外の感染は極めて稀です。

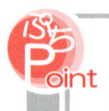

クロストリディオイデス・ディフィシルは 2 つの強力な外毒素（トキシン A とトキシン B）を放出する。トキシン B の毒性はトキシン A の 10 倍以上である。

　クロストリディオイデス・ディフィシルがトキシン A と B のどちらを産生するかによって、【A（＋）B（＋）株】、【A（－）B（＋）株】、【A（－）B（－）株】に分類されます。【A（＋）B（＋）株】、【A（－）B（＋）株】が下痢症・腸炎を引き起こしていますが、【A（－）B（－）株】は何も悪さはしません。【A（＋）B（－）株】についてはその存在が報告されていません。

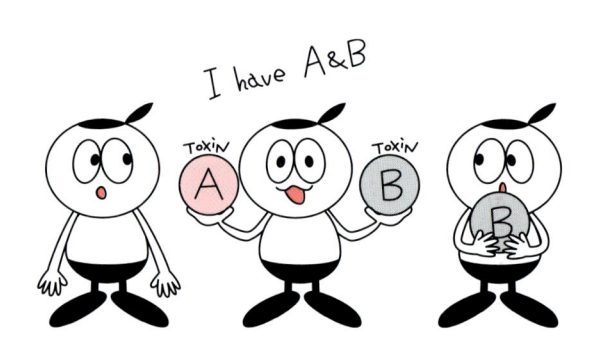

したがって、トキシンBが産生されているかどうかが大切ですが、トキシンは大変不安定です。室温にて劣化してゆき、糞便検体の採取後2時間以内に検出されなくなることがあります。したがって、トキシン検出を目的とした検査のために得られた検体は、検査が遅れる場合には4℃で保存します。

　トキシンAとBの他に第三の毒素としてバイナリートキシン（二元毒素）があります。これは強毒性のクロストリディオイデス・ディフィシルである「BI/NAP1/027株」が産生するトキシンです（Point 20 参照）。これは、他のクロストリディオイデス・ディフィシル株には存在しないトキシンです。バイナリートキシンを産生する株ではトキシンAとBの産生が多いことが知られていますが、バイナリートキシンの病原性の意義は明確ではありません。

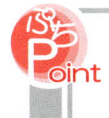
　強毒株（BI/NAP1/027株）は第三のトキシンとしてバイナリートキシンを産生しているが、このトキシンの病原性の意義は不明である。

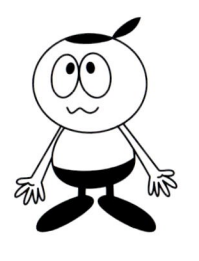

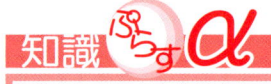

内毒素と外毒素（図1）

　細菌の毒素には内毒素（エンドトキシン）と外毒素（エキソトキシン）があります。内毒素はグラム陰性菌の外膜に存在するリポ多糖です。そのため、本来の意味の毒素ではありません。内毒素は菌体の破壊によって遊離してきます。グラム陰性菌共通の構造なので非特異的です。この毒素は熱に強いですが毒性は弱く、菌種による毒性の差はありません。サイトカインを放出させ、エンドトキシンショックを引き起こすことがあります。

　一方、外毒素はタンパク質毒素であり、菌体内で産生されて菌体外に分泌されます。外毒素は熱に弱いですが、毒性が強いのです。外毒素はグラム陽性・陰性菌に関係なく産生しますが、菌種により作用が異なり、臓器特異性も異なっています。外毒素の例としては、黄色ブドウ球菌のエンテロトキシン、腸管出血性大腸菌のベロ毒素、コレラ菌のコレラ毒素、ボツリヌス菌のボツリヌス毒素、破傷風菌の破傷風毒素、ジフテリアのジフテリア毒素などがあります。外毒素は抗原性が強いですが、内毒素には抗原性はほとんどありません。

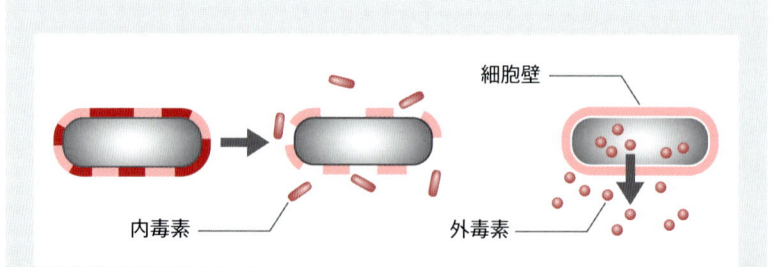

　　内毒素はグラム陰性菌の外膜に存在するリポ多糖であり、菌体の破壊によって遊離する。グラム陰性菌共通の構造なので非特異的である。外毒素はタンパク質毒素であり、菌体内で産生されて菌体外に分泌される。菌種により作用が異なり、臓器特異性も異なっている。

図1　内毒素と外毒素の違い

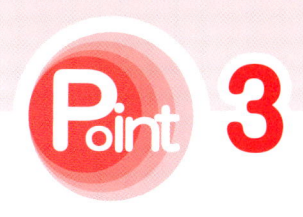

Point 3

熱にも乾燥にも耐えられて、
環境に長く生きられます。

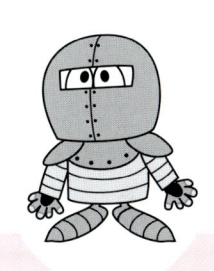

　「クロストリディオイデス・ディフィシル物語」では芽胞を宇宙服のような鎧として表現しましたが、芽胞を形成するがゆえに、クロストリディオイデス・ディフィシルの感染対策は難渋するのです。環境表面に長期間生存し、アルコールにも抵抗性を持つからです。芽胞についてのイメージをもう少し強化していただきたいと思うので、芽胞を動物に例えてみました。

　クマムシをご存じでしょうか？　ときどき、テレビなどで紹介されているのでご存じの方も多いことかと思います。名前は「クマムシ」というように少し愛らしいのですが、写真を見てみるとあまりマスコット的な外見はしていません。もし、可愛い形をしているならば、グッズとして売られているに違いありません。

　このクマムシは不死身ではないかと思われるような生物です。もちろん、寿命はあるのですが、極寒、乾燥、脱水、大量放射線、真空といった環境であっ

ても、耐えしのぐことができるということで有名なのです。名前はクマムシですが、昆虫ではありません。緩歩動物門に属する4対8脚の無脊椎動物です。体長は1mm以下です。クマムシ以外にも様々な生物が灼熱の砂漠、水温が100℃を超える温泉など、極端な厳しい環境に生息しています。そのようなタフな生物を「極限環境生物」と言います。

　クロストリディオイデス・ディフィシルも栄養型であれば環境ストレスに脆弱になります。栄養型というのは、「増殖・代謝能を有する菌体」という意味です。しかし、周辺環境が厳しい状況になると、そのストレスによって、芽胞を形成するようになります。芽胞は耐久型もしくは休眠型とも言われるように、耐久性があるけれど、休眠しているので増殖することはできません。すなわち、栄養型は増殖できるが脆弱であり、芽胞は増殖できないがタフであると言えます（**Point 1** 参照）。

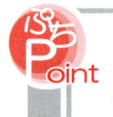　　クロストリディオイデス・ディフィシルは周辺環境が厳しい状況になると、そのストレスによって、芽胞を形成する。芽胞は厳しい環境に耐えることができる。

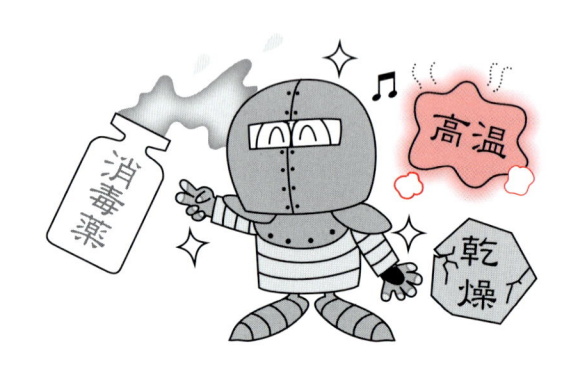

物理的に強固な形態である芽胞であれば、酸素がなくても、厳しい温度であっても、乾燥状態であっても、耐えることができます。環境表面に何ヶ月も生存できるのです。中水準消毒薬であるアルコールや、低水準消毒薬であるクロルヘキシジンなどは芽胞に無効なので、病院内では厄介な細菌です。

　クロストリディオイデス・ディフィシルの芽胞は医療施設で豊富に見られます。特に、患者や医療従事者の手指が高頻度に触れる場所（ドアノブ、ベッド柵、ベッドサイドの器具など）に付着しています。患者の糞便が付着している可能性のあるベッドやトイレ（ポータブルトイレ、共同トイレ）にも付着しています。聴診器などにも見られます。このようなクロストリディオイデス・ディフィシルの芽胞に汚染された環境表面に触れた医療従事者の手指でのケアによって、患者から患者に芽胞は伝播するのです（Point 13　参照）。また、そのような環境表面に触れた患者自身の手指によって掴まれた食物に付着して体内に取り込まれてゆくのです。こういった状況は医療施設のみではありません。一般の環境や食品供給場所でも低レベルですが、芽胞が存在します。そのため、病院内のみならず、市中でも伝播が見られるのです。

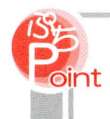

クロストリディオイデス・ディフィシルの芽胞は医療施設の様々なところで見られる。

　発芽には様々な因子が関連していますが、その1つが胆汁酸です。少しマニアックな話になりますので、ちょっとだけ我慢してください。胆汁酸には一次胆汁酸（肝臓で合成される）と二次胆汁酸（腸内の正常細菌叢により一次胆汁酸から生成される）があります。一次胆汁酸は発芽を促し、二次胆汁酸の一部はクロストリディオイデス・ディフィシルを抑制します。抗菌薬によって正常細菌叢が崩壊すると、胆汁酸代謝が変化します。このような変化は飲み込まれた芽胞の発芽に有利に働くようです。発芽によって芽胞を栄養型に変化させ、引き続いて栄養型の増殖を促す状況を作り出します。栄養型になるとトキシン

を産生し、クロストリディオイデス・ディフィシル感染症が引き起こされるのです。

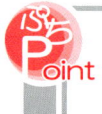

クロストリディオイデス・ディフィシルの発芽には胆汁酸も関連している。

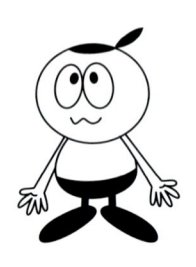

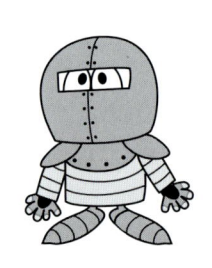

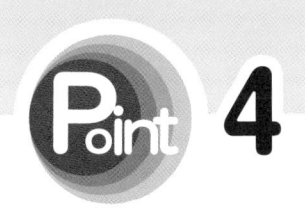

Point 4

消毒薬が効きにくいので、消毒の際には工夫が必要です。

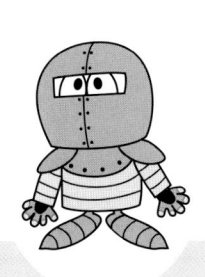

　クロストリディオイデス・ディフィシルの芽胞に対する消毒薬のお話をする前に、昔話を1つお聞かせしましょう。

　昔々、あるところにお爺さんとお婆さんがいました。ある日のこと、お爺さんは山へ芝刈りに行き、お婆さんは川へ洗濯に行きました。お爺さんが山へ行くと、そこには小さな桃がいっぱい落ちていました。桃はお爺さんとお婆さんの大好物なので、お婆さんを山へ呼んで、一緒に桃を食べることにしました。

　しかし、その桃はとても皮の硬い桃で、容易には食べることができません。こん棒で叩いても、石を叩き付けてもビクともしません。そこで、お爺さんは皮を溶かす薬を使うことにしました。しかし、いつも使っている薬では溶けません。そのため、少し臭うのですが、強い薬を使うことにしました。そうしたら、見事に皮が溶け、美味しく桃を食べることができま

した。もっと、食べたいと思い、その強い薬を5倍の濃さにしてみました。とても、臭かったのですが、それでも美味しい桃のためです。我慢しました。まだまだ、たくさんの桃が残っていたので、まとめて皮を溶かそうとして、最強の薬を使ってみました。そしたら、あまりにも環境への毒性が強く、桃を食べるどころではなくなってしまったのです。

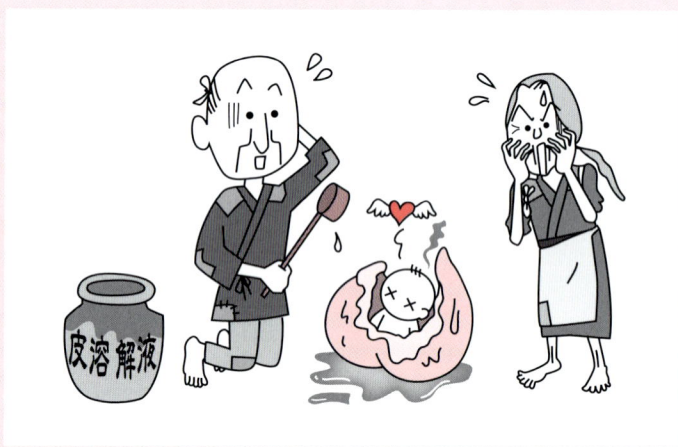

〜登場人物など〜

- 皮の硬い桃：芽胞
- お爺さんとお婆さん：医療従事者
- いつも使っている薬：低水準消毒薬、アルコール系、ヨードホール・ヨード系、フェノール系
- 強い薬：次亜塩素酸ナトリウム（1,000ppm）
- 5倍の濃さの薬：次亜塩素酸ナトリウム（5,000ppm）
- 最強の薬：高水準消毒薬

　如何でしょうか？　この昔話のイメージは芽胞と消毒薬の関係に最適と思います。イメージが薄まらないうちに、本題に入りたいと思います。

芽胞は乾燥した環境表面に数ヶ月間も生存できることから、医療施設の様々な環境にて検出されます。環境での感染源を見付け出して除去すれば、クロストリディオイデス・ディフィシル感染症の発生を減らすことができます。この場合、殺芽胞性の消毒薬を用いて環境を消毒することになります。低水準消毒薬では芽胞は駆逐できません。すなわち、第四級アンモニウム塩などを用いた通常の清拭では不十分となります。中水準消毒薬であっても、アルコール系、ヨードホール・ヨード系、フェノール系は芽胞に効果はありませんが、次亜塩素酸ナトリウムには殺芽胞性があります。高水準消毒薬は芽胞を殺滅できるのですが、環境の消毒に用いることはできません。

　したがって、クロストリディオイデス・ディフィシル感染症の患者の病室の環境表面は次亜塩素酸ナトリウムを用いて清掃することになります。濃度としては1,000〜5,000ppm（0.1〜0.5％）が推奨されます。当然のことながら、高い塩素濃度のほうが低い濃度よりも殺芽胞性はありますが、表面の腐食性、臭いに関する苦情、過敏性といった不利益とのバランスを考慮しなければなりません。理想的には5,000ppm（0.5％）の次亜塩素酸ナトリウムが望ましいのですが、それに耐えられなければ、少なくとも1,000ppm（0.1％）の濃度で用います（Point 15 参照）。

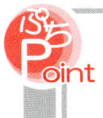 **クロストリディオイデス・ディフィシルで汚染した環境表面は、少なくとも1,000ppm（0.1％）の次亜塩素酸ナトリウムにて消毒する。**

　次亜塩素酸ナトリウムを用いるときには注意すべきことがあります。次亜塩素酸ナトリウムは有機物に触れると相手を酸化すると同時に自身を分解するので、殺菌効果が急速に減少します。そのため、消毒の前には糞便や膿汁などの有機物を環境表面から取り除いておくことが大切です。また、紫外線や温度によっても分解が進むので、高温になる場所や直射日光を避ける必要があります。パルプを含むワイプ類では不活性化が起こるので、ペーパータオル、不織

布、新聞紙などに浸して用いることは避けます。

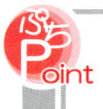 **ぷちPPoint** 　次亜塩素酸ナトリウムを用いるときには、殺菌効果を維持できるように取り扱う必要がある。

　それでは、環境を消毒する場合にはどのようなところに重点を置くべきなのでしょうか？　病室や廊下などの壁や天井まで消毒するのでしょうか？　そのようなことをしようとすれば、莫大なマンパワーや消毒薬を消耗してしまいます。

　まず、患者や医療従事者の手指が頻繁に触れる場所の消毒が大切です。例えば、ドアノブや手すりなどです。このような環境表面には芽胞が高頻度に付着しており、そこに手指が頻繁に触れることから、消毒のターゲットとすべき環境表面と言えます（Point 14 参照）。

　病室の消毒では、クロストリディオイデス・ディフィシル感染症の患者が入室していた病室をターゲットとします。入室していない病室よりも汚染が厳しいからです。また、共同トイレの環境表面の消毒も大切です。クロストリディオイデス・ディフィシルは糞便に含まれて体外に排出されることから、トイレの環境表面は高頻度に芽胞に汚染されているからです。

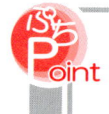 **ぷちPPoint** 　次亜塩素酸ナトリウムによる環境消毒は、クロストリディオイデス・ディフィシル感染症の患者の病室や共同トイレを重点的に行う。この場合、手指の高頻度接触表面の消毒を強化する。

消毒薬の芽胞への効果

● **低水準消毒薬**
　A　第四級アンモニウム塩：芽胞に効果なし
　　　● ベンザルコニウム塩化物
　　　● ベンゼトニウム塩化物
　B　クロルヘキシジン：芽胞に効果なし
　　　● クロルヘキシジン酸塩
　C　両性界面活性剤：芽胞に効果なし
　　　● アルキルジアミノエチルグリシン塩酸塩

● **中水準消毒薬**
　A　アルコール系：芽胞に効果なし
　　　● エタノール
　　　● イソプロパノール
　B　ヨードホール・ヨード系：芽胞に効果なし
　　　● ポビドンヨード
　　　● ヨードチンキ
　C　次亜塩素酸系：**芽胞に効果あり**
　　　● 次亜塩素酸ナトリウム
　D　フェノール系：芽胞に効果なし
　　　● クレゾール
　　　● フェノール

● **高水準消毒薬：芽胞に効果はある**が、環境消毒に使用できない
　A　アルデヒド系
　　　● グルタラール
　　　● フタラール
　B　その他
　　　● 過酢酸
　　　● 過酸化水素（二酸化水素）

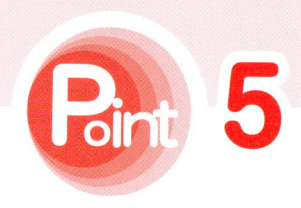

Point 5

細菌なのに、抗菌薬を使うと
むしろ出てきてしまいます。

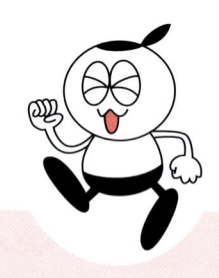

　現在、ハリネズミが人気沸騰中です。ハムスターよりも大きいけれど、ウサギよりは小さいという大きさで、背中が針のようなトゲで覆われている小動物です。最大のセールスポイントは「カワイイ！」ということで、最近は「ハリネズミカフェ」まで誕生しています。「ハリネズミさんたちと仲良くなれる触れあいの空間」ということで、これもまた大人気だそうです。針のようなトゲは、体毛の一本一本がまとまって硬化したものであり、これにより敵から身を守ります。日本語では『ネズミ』となっていますが、実際はモグラに近いのです。

　ハリネズミ大好きマニアがいて、4畳半の和室に何十匹ものハリネズミを飼育していたとしましょう。畳の隙間もないくらいの数を飼育しているのです。おそらく、ここには誰も足を踏み入れることはできないでしょう。ハリネズミがそこに立ち入ることを阻止しているからです。ハリネズミたちは何も悪さをせずに、畳の上を走りまくっているだけなのですが、外部からの侵入は跳ねつけてくれるのです。しかし、ハリネズミがすべて逃げ出してしまえばどうで

しょうか？　誰でも、和室に踏み入れることができるようになります。そこに住み着くこともできるのです。

　このようなイメージは大腸の正常細菌叢とクロストリディオイデス・ディフィシルの関連を連想させます。大腸の細菌叢がハリネズミであり、クロストリディオイデス・ディフィシルがそこに足を踏み入れようとする人です。大腸の細菌叢が健全である限り、クロストリディオイデス・ディフィシルは大腸に住み着くことはできません。ヒトの大腸の細菌叢は、外部から侵入して来る病原体が大腸内に定着することを日常的に防いでくれるのです。もし、クロストリディオイデス・ディフィシルが大腸に侵入したとしても、大腸の細菌叢がクロストリディオイデス・ディフィシルの定着を防御してくれます。しかし、短期であっても抗菌薬を患者に使用すると、糞便の細菌の多様性が急速に減少します。そして、減少している間は、患者の腸管内はクロストリディオイデス・ディフィシルが増殖しやすい状態となっているのです。しかし、抗菌薬を全面的に中止すれば、腸管内の細菌叢は自発的に回復し、大腸からクロストリディ

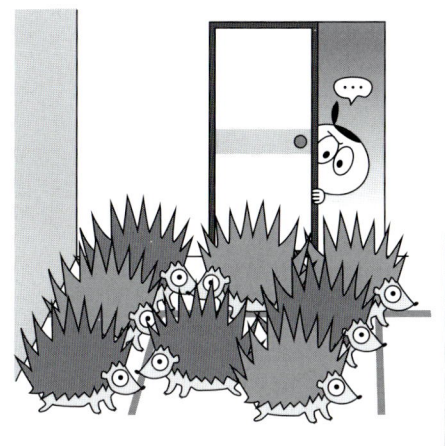
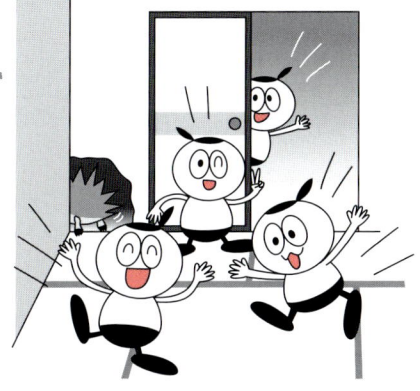

オイデス・ディフィシルを駆逐することができるのです。ただし、回復には12週間以上を必要とするので、回復するまでは再燃するかも知れません。

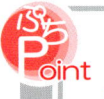 ヒトの大腸の正常細菌叢は、クロストリディオイデス・ディフィシルが外部から侵入して大腸内に定着し、増殖することを日常的に防いでいる。細菌叢の多様性が減少するとクロストリディオイデス・ディフィシル感染症が発症しやすくなる。

　抗菌薬を使用された患者の大腸に正常細菌叢が自然に戻って来るまで、再燃しやすいということならば、人工的に正常細菌叢へ戻してしまうという発想が生まれます。ちょうど、ハリネズミを失った和室に、外部から新規にハリネズミを持ち込んで繁殖させようという感じです。実は、他人の大腸の細菌叢を患者の大腸に持ち込んでしまおうという治療法があるのです。これを「糞便微生物移植（fecal microbial transplantation）」と言います（**Point 9** 参照）。糞便微生物移植は1958年に最初に報告された治療法ですが、当初はほとんど注目されていませんでした。しかし、最近は再発クロストリディオイデス・ディフィシル感染症の安全かつ効果的な治療法として受け入れられてきました。クロストリディオイデス・ディフィシルに対して有効な糞便微生物の構成成分は明らかではありませんが、バクテロイデス門およびフィルミクテス門が重要な要素であろうと推測されています。

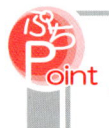 最近、再発クロストリディオイデス・ディフィシル感染症の治療として糞便微生物移植がクローズアップされてきた。

　糞便微生物移植では、検査済みの健康ドナーの糞便を経口もしくは経腸でレシピエントに移植し、同時に、すべての抗菌薬を中止します。そうすれば、再

燃クロストリディオイデス・ディフィシル感染症の患者の90％以上に有効であることが示されています。確かに、ドナーが検査済みであるとしても、未検出もしくは未同定の病原体がレシピエントに伝播する可能性はあります。しかし、スクリーニングされた適切なドナーからの糞便微生物移植で、重篤な感染性合併症が発生したという報告はありません。

　他人の糞便を自分の腸管に入れるとなると、かなり抵抗を感じると思います。そのため、糞便の代わりに、培養した糞便細菌を最適な混合で用いようとする研究が進行中です。糞便細菌の芽胞を含んだカプセルの経口投与が再燃の治療に有効であることも示されています。

　すでに述べたように、抗菌薬によって腸管内の正常細菌叢が乱されることがクロストリディオイデス・ディフィシル感染症が発症する大きな原因です。大腸の細菌叢を乱す薬剤は、すべてクロストリディオイデス・ディフィシル感染症を誘導する可能性があると考えてよいでしょう。ただ、誘導しやすい薬剤と誘導が少ない薬剤があります（表1）。特に、クリンダマイシン、アンピシリン、アモキシシリン、セファロスポリン系、フルオロキノロン系はクロストリディオイデス・ディフィシル感染症を誘導しやすいので気を付けます。

表1　クロストリディオイデス・ディフィシル感染症を誘導しやすい抗菌薬

● **頻繁に誘導する抗菌薬**
クリンダマイシン、アンピシリン、アモキシシリン、
セファロスポリン系、フルオロキノロン系

● **ときどき誘導する抗菌薬**
ペニシリン系（アンピシリン以外）、マクロライド系、
スルファメトキサゾール／トリメトプリム（ST）合剤

● **誘導が少ない抗菌薬**
アミノグリコシド系、メトロニダゾール、テイコプラニン、
リファンピシン、クロラムフェニコール、テトラサイクリン系、
カルバペネム系、ダプトマイシン、チゲサイクリン

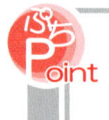 **ぷち Point**　クリンダマイシン、アンピシリン、アモキシシリン、セファロスポリン系、フルオロキノロン系はクロストリディオイデス・ディフィシル感染症を引き起こしやすい。

　通常、ヒトが何らかの病原体に感染すると、免疫を獲得することができます。例えば、水痘に罹患すれば水痘抗体を得ることができます。それでは、クロストリディオイデス・ディフィシルに感染したときには免疫は獲得できるのでしょうか？　答えは「免疫は獲得できる」です。幼児期に獲得されているのです。

　実際、新生児の50％、1歳未満の幼児の70％がクロストリディオイデス・ディフィシルを保菌しています。そして、2〜3歳までに保菌率は5％未満となり、成人と同レベルとなります。新生児や幼児が無症状であるのは、腸管のトキシン結合リセプターが欠失していることによるものと考えられています。

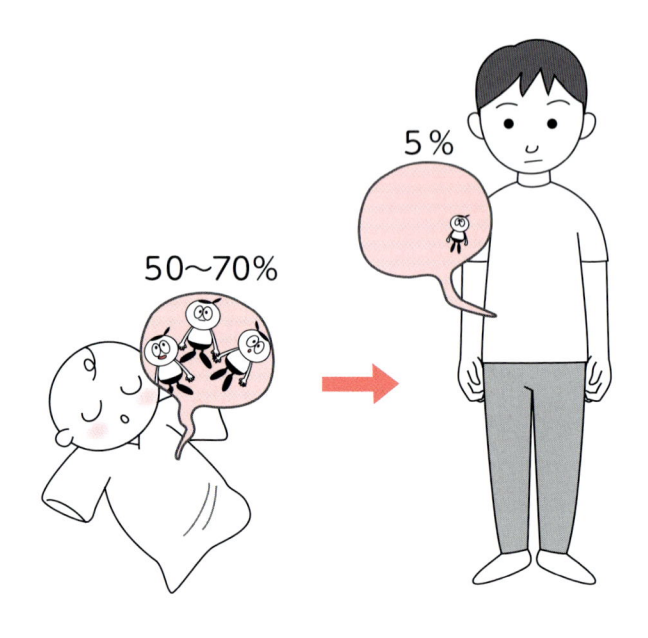

このような臨床症状のない幼児において、クロストリディオイデス・ディフィシルのトキシンに対する抗体が得られているのです。幼児はトキシン産生クロストリディオイデス・ディフィシルを無症状で保菌することによって、残りの人生での長期の防御的な免疫反応を獲得することができるのです。したがって、下痢のある新生児や幼児の便からクロストリディオイデス・ディフィシルが検出されたとしても、それは偶発的に検出されただけと判断することが適切です。

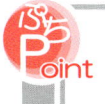

　　幼児の多くがクロストリディオイデス・ディフィシルを保菌しているが、無症状である。幼児の腸管ではトキシン結合リセプターが欠失しているからである。無症状保菌のときにトキシンに対する抗体を確保し、残りの人生での長期の防御的な免疫反応を獲得している。

　トキシンに対する抗体が高力価であれば、抗菌薬に曝露した入院患者であっても無症状保菌者でいることができます。また、クロストリディオイデス・ディフィシル感染症の患者にトキシンBに対するモノクローナル抗体であるベズロトクスマブ（ジーンプラバ®）を投与することによって、クロストリディオイデス・ディフィシル感染症の再燃を防ぐことができるのです（Point 9 参照）。

　　トキシンBに対するモノクローナル抗体を投与することによって、クロストリディオイデス・ディフィシル感染症の再燃を防ぐことができる。

　「クロストリディオイデス・ディフィシルのトキシンに対するトキソイドで動物を免疫した実験結果」および「クロストリディオイデス・ディフィシルを

保菌している患者の自然獲得された血清 IgG 抗毒素の防御効果」から、クロストリディオイデス・ディフィシル感染症に対するワクチンが期待されています。ただし、ワクチンもモノクローナル抗体もクロストリディオイデス・ディフィシル感染症の発症を防ぐことは期待できますが、保菌状態を消失させることはできません。

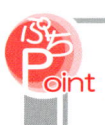 クロストリディオイデス・ディフィシルのワクチンにも期待が集まっている。

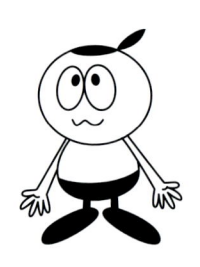

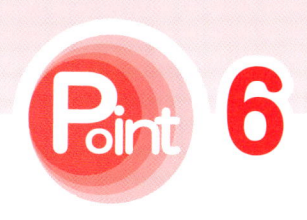

Point 6

病院内の患者にこっそりと潜み、広がり、悪さをします。

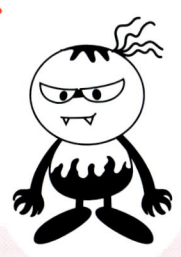

　「不言実行」と「有言実行」という言葉があります。「不言実行」はあれこれ言わず、黙って実施すべきことを実行することです。「有言実行」は「不言実行」から派生したもののようですが、言ったことは必ず実行することを意味しています。ときどき、「あの人はいつも、不言実行だから凄いね！」とか、「この人は有言実行だから本当に安心できるよ！」などという言葉が聞かれますが、社会人としての行動において「不言実行」と「有言実行」のどちらがよいかについては、人それぞれと思います。

　感染症の世界ではどうでしょうか？　「言う＝症状発現」「実行する＝病原体が伝播する」とすれば、「不言実行」は誰も症状が出ないまま、多くの人々に病原体が伝播することになります。そして、「有言実行」はインフルエンザのように発熱や咳などの症状を呈しながら、多くの人々に伝播するといったことになります。

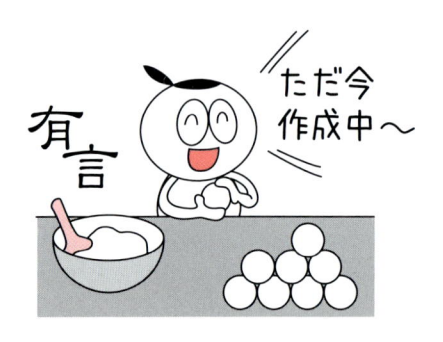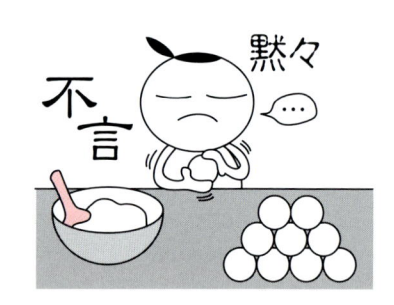

　クロストリディオイデス・ディフィシルは「不言実行」の病原体である傾向があります。クロストリディオイデス・ディフィシルに感染した人すべてに何らかの症状が出るとは限りません。感染しても何も症状の出ない保菌者が一定の割合で存在します。これは MRSA（methicillin-resistant *Staphylococcus aureus*：メチシリン耐性黄色ブドウ球菌）や MDRP（multidrug resistant *Pseudomonas aeruginosa*：多剤耐性緑膿菌）など様々な耐性菌と同様の振る舞いなのです。確かに、感染した人すべてが発症するよりも、感染しても無症状である人が多いほうが感染者へのダメージは少ないでしょう。感染した人が数日以内に肺炎や菌血症といった感染症を必ず発症するよりも、感染してもほとんどの人が何も症状を呈さない保菌者になるだけのほうが、臨床現場では安心感があります。しかし、無症状保菌者が多いということは、本人や周辺の人々が知らない間に病原体が次々と伝播している危険性があるということになります（Point 19　参照）。

　感染した人の全員に症状が見られれば、それらの人々を隔離したり、手指消毒の強化などによって周辺への病原体の伝播を防ぐことができます。しかし、無症状であれば、どこに感染者がいるかわからないので、重点的な対策を感染者に適用することが困難になってしまうのです。無症状保菌者は知らない間に病原体を拡散させる感染源になりうるのです。

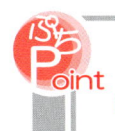
クロストリディオイデス・ディフィシルの無症状保菌者は病原体を拡散させる感染源になりうる。

　クロストリディオイデス・ディフィシルには無症状保菌者が高頻度で存在しています。クロストリディオイデス・ディフィシルを腸管に保菌していても、何も症状が見られない人が多く存在するのです。これはクロストリディオイデス・ディフィシルに対する自然免疫の影響であろうと推測されています。

　それでは、どのくらいの人々が無症状保菌者なのでしょうか？　この頻度は施設によって異なっています。急性期施設での成人入院患者の7〜26％が無症状保菌者であり、長期医療施設の高齢者では5〜7％であるという報告があります。クロストリディオイデス・ディフィシル感染症が蔓延している施設においては、20〜50％以上の患者が無症状保菌者であるという報告もあるのです。無症状保菌者には症状が全くないですが、クロストリディオイデス・ディフィシルは排出しています。新生児や幼児もトキシン産生クロストリディオイデス・ディフィシルを高率に保菌しています。彼らには症状がほとんどないですが、周辺への伝播の源となっています。

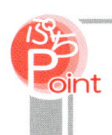
クロストリディオイデス・ディフィシルの無症状保菌者の割合は施設によって異なる。蔓延している施設では高率に保菌している。

　このことは、新規入院患者がクロストリディオイデス・ディフィシルを獲得する感染源は「周辺の無症状保菌者」や「芽胞で汚染している環境表面」であることを推測させます。実際、患者が入院期間中にクロストリディオイデス・ディフィシルを保菌する割合は時間とともに直線的に増加し、入院後4週間で40％にもなります。しかし、医療施設への最近の受診歴や入院歴のない無症状

の成人の糞便からクロストリディオイデス・ディフィシルが検出される割合は2％未満です（ただし、健康な新生児および1歳未満の小児での保菌率は高いです）。

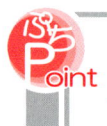 **新規入院患者は周辺の患者や環境表面からクロストリディオイデス・ディフィシルを獲得する。**

　それでは常時、病院内で勤務している医療従事者での保菌率はどうなのでしょうか？　いつも病院内にいるので、保菌率は物凄く高いのではないでしょうか？　確かに、病院内において、医療従事者がクロストリディオイデス・ディフィシルを保菌してしまうことはあります。しかし、その頻度は低く、医療従事者が保菌してしまう危険性はほとんどないのです。クロストリディオイデス・ディフィシル感染症のアウトブレイクが発生し、149人の患者がクロストリディオイデス・ディフィシル感染症になったという事例であっても、スタッフ68人（看護師54人、医師14人）から得た直腸スワブ検体では、クロストリディオイデス・ディフィシルを保菌していたのは僅か1人（1.5％）だったという報告があります。また、医療従事者での保菌率は1.7％であるという報告もあります。このように医療従事者がクロストリディオイデス・ディフィシルを保菌することは稀であり、医療従事者が感染源となってクロストリディオイデス・ディフィシルを患者に伝播することはほとんどありません。しかし、日常ケアにおいて医療従事者の手指にクロストリディオイデス・ディフィシルが一過性に付着するので、医療従事者の手指は患者から患者へのクロストリディオイデス・ディフィシルの主な伝播経路となっています。したがって、医療従事者が手洗いを徹底していなければ、無症状保菌者から他の患者に手指を介してクロストリディオイデス・ディフィシルが伝播してしまうのです。そのため、手洗いは重要な感染対策であると言えます。

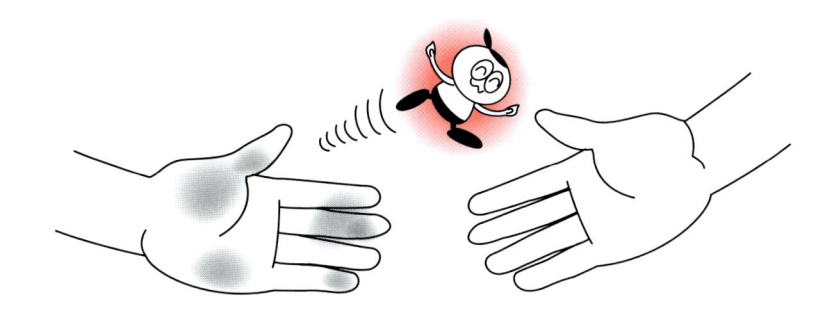

ぷち Point

医療従事者がクロストリディオイデス・ディフィシルに感染して患者への感染源になることはほとんどない。しかし、手指に病原体を付着させることによって患者から患者への媒介者になる可能性は高い。

　それでは、クロストリディオイデス・ディフィシルに感染してしまったらどうしたらよいのでしょうか？　無症状保菌者であり続ければよいのです。下痢や発熱などが見られるクロストリディオイデス・ディフィシル感染症に進展しなければよいのです。そのため、クロストリディオイデス・ディフィシル感染症を発症する危険因子にはどのようなものがあるかを理解しておくことがとても大切なのです。

　発症の危険因子にはどのようなものがあるのでしょうか？　もちろん、最も重要な危険因子は抗菌薬の使用であることは言うまでもありません。すべての抗菌薬がクロストリディオイデス・ディフィシル感染症を引き起こしうるのですが、クリンダマイシン、アンピシリン、アモキシシリン、セファロスポリン系、フルオロキノロン系が特にクロストリディオイデス・ディフィシル感染症を発症させやすい抗菌薬です（Point 5 参照）。病院および長期療養型施設では、頻回の抗菌薬の使用が環境の汚染とともにクロストリディオイデス・ディフィシル感染症の危険因子となっています。

　抗菌薬以外にも発症の危険因子が数多くあります。特に、年齢は重要な要因です。実際、クロストリディオイデス・ディフィシル感染症の危険性と重症度は年齢とともに増加します。ある研究では、アウトブレイクのときにクロストリディオイデス・ディフィシル感染症を発症する危険性は、65歳以上の患者では若い入院患者の10倍も高かったと報告しています。その他の危険因子には炎症性腸疾患、臓器移植、化学療法、慢性腎疾患、免疫不全、クロストリディオイデス・ディフィシルの幼児保菌者もしくは成人発症者への曝露があります。

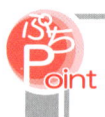 **クロストリディオイデス・ディフィシル感染症の発症の危険因子には高齢であることなど様々なものがある。**

　制酸剤の内服がクロストリディオイデス・ディフィシル感染症を引き起こす原因の1つではないかという議論があります。確かに、胃酸を抑制すると、栄養型のクロストリディオイデス・ディフィシルが大腸に到達することを許してしまいます。しかし、芽胞は酸に耐性なので、胃酸にて死滅することはありません。そのため、胃酸の抑制がクロストリディオイデス・ディフィシル感染症の発症に影響するかどうかは明らかではないのです。制酸剤と発症の危険性の増大の関連性を報告している研究者もいますが、危険性が増加しなかったとする研究者もいます。

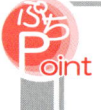 **制酸剤がクロストリディオイデス・ディフィシル感染症の発症の危険因子かどうかについては不明である。**

　クロストリディオイデス・ディフィシルの潜伏期間について興味深いことがあります。感染していない人がクロストリディオイデス・ディフィシルに曝露してから発症するまでの期間は短く、潜伏期間は7日間未満（中央値：2〜3

日間）であると推定されています。しかし、長期間の無症状保菌者ではクロストリディオイデス・ディフィシル感染症を発症する危険性は低くなっているのです。長期の保菌によってトキシンに対する血清抗体がブーストされているのかも知れません。

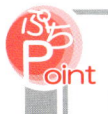

クロストリディオイデス・ディフィシルの潜伏期間は7日間未満（中央値：2～3日間）と推定されている。長期の無症状保菌者では発症する危険性は少なくなっている。

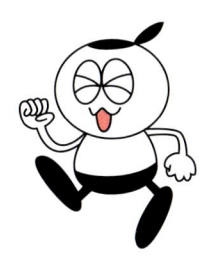

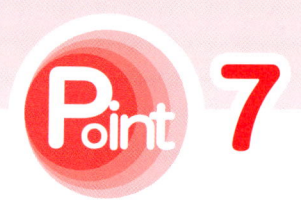

Point 7

症状は単純ですが、
意外と見逃しやすいです。

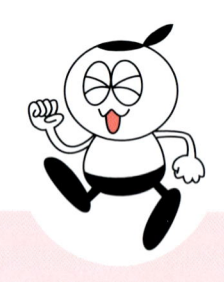

　クロストリディオイデス・ディフィシル感染症で最も頻回に経験するのは軽症〜中等症の症例です。軽症での症状は軽度の下痢、腹部不快感や圧痛です。中等症でもこれらの症状の増悪といった感じです。こういった症状は他の疾患でも日常的に経験することなので、意外と見逃しやすいのです。そうはいっても、クロストリディオイデス・ディフィシル感染症を見逃さない努力が必要です。重症になれば生命が危うくなるからです。

　まず、「無症状保菌者を見付け出す必要はない！」ことを強調したいと思います。見付け出す努力もしてはいけません。すなわち、無症状の患者の便のクロストリディオイデス・ディフィシルのトキシン抗原迅速検査は実施してはいけないのです。この検査は必ず下痢便で実施します（Point 10 参照）。したがって、クロストリディオイデス・ディフィシル感染症であるかどうかの診断の努力は「軽症」のクロストリディオイデス・ディフィシル感染症からということになります。

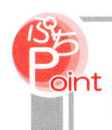
ぷち
Point
固形便でのクロストリディオイデス・ディフィシルのトキシン抗原迅速検査は実施しない。

　軽症では軽度の下痢が1日に3〜5回の頻度で見られたり、軽い腹部不快感や圧痛が見られます。しかし、発熱はなく、検査異常もありません。このような症状の患者は病院内では日常的に見られます。下剤を飲んだ後だったり、抗がん剤が投与された患者だったり、多くの患者がこのような症状を経験しています。そのため、軽症のクロストリディオイデス・ディフィシル感染症を見付け出すためには、患者に抗菌薬の使用歴に加えて、下痢や腹部症状などがあれば積極的に疑い、そして、検査をすることが大切です。無症状保菌者では決して検査をしませんが、軽症クロストリディオイデス・ディフィシル感染症では手のひらを返したように、積極的に検査をするのです。入院患者（下痢なし）において、説明のつかない白血球増加（>15,000/cmm）が見られることがあり、これがクロストリディオイデス・ディフィシル感染症によるものであることがあります。この場合でも、1〜2日後に下痢が見られるので、そのときに検査をするのです。

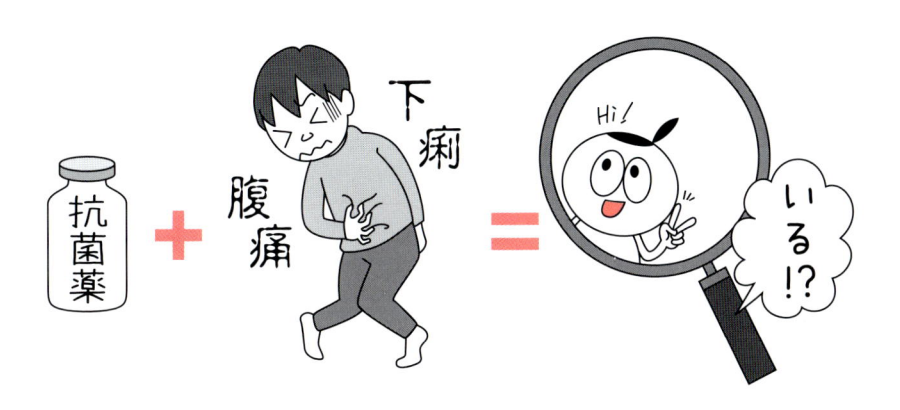

軽症クロストリディオイデス・ディフィシル感染症では軽度の下痢が1日に3〜5回の頻度で見られたり、軽度の腹部不快感や圧痛が見られる。このような症状が抗菌薬の使用歴のある患者に見られたら、積極的にクロストリディオイデス・ディフィシルの検査をする。

　クロストリディオイデス・ディフィシル感染症は重症化することがあるので注意が必要です。中等症のクロストリディオイデス・ディフィシル感染症では、下痢が悪化し（ただし、血性ではない）、腹部の圧痛や嘔吐が見られ、血液データも悪化します。重症〜複雑性クロストリディオイデス・ディフィシル感染症では生命の危険性が増大します。

　それではクロストリディオイデス・ディフィシル感染症はどのように診断するのでしょうか？　それは「臨床所見」と「検査所見」の組み合わせによって行われます。

◉ **臨床所見**
　24時間以内に3回以上の下痢がある。

◉ **検査所見**
　『クロストリディオイデス・ディフィシルのトキシン、またはトキシン
　　産生性クロストリディオイデス・ディフィシルが陽性である。』
　　　　または
　『大腸ファイバーまたは病理組織学的所見が偽膜性大腸炎を示す。』

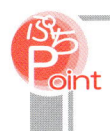
ちょっと
Point

クロストリディオイデス・ディフィシル感染症の診断は「臨床所見」と「検査所見」の組み合わせによって行う。

　クロストリディオイデス・ディフィシルは抗菌薬関連下痢症の主な病原体として認識されていますが、病院内での抗菌薬関連下痢症の15〜25％を占めているに過ぎません。すなわち、ほとんどの抗菌薬関連下痢症はクロストリディオイデス・ディフィシルによるものではなく、他の原因によるものです。その1つとして、浸透圧性下痢症があります。この疾患は経口摂取を中止（絶食）することで症状が消失します（図2）。しかし、抗菌薬関連下痢症の患者が大腸炎を合併していれば、ほとんどがクロストリディオイデス・ディフィシル感染症です。

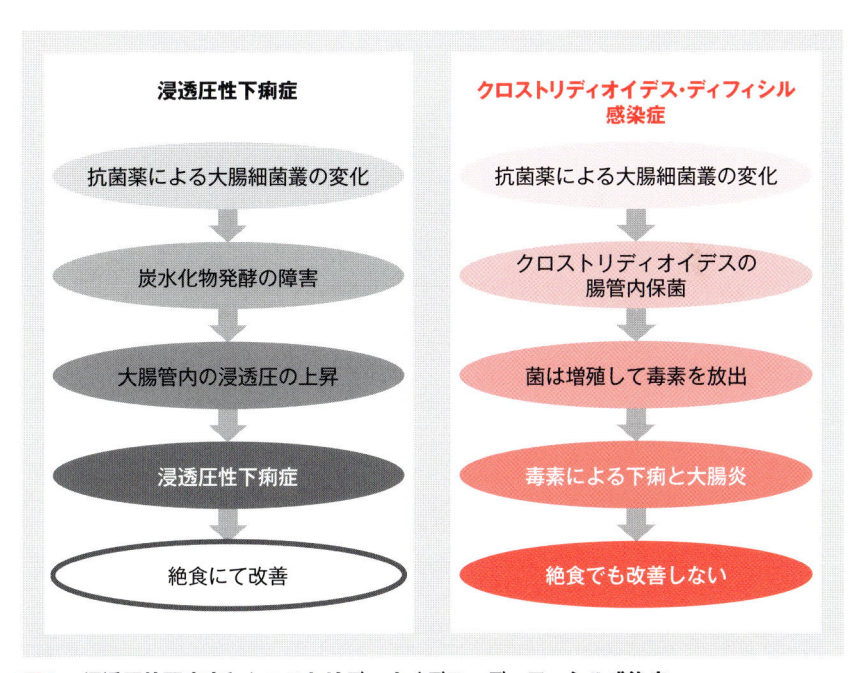

図2　浸透圧性下痢症とクロストリディオイデス・ディフィシル感染症

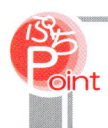 **クロストリディオイデス・ディフィシル感染症は抗菌薬関連下痢症の15～25％を占めているに過ぎない。**

　クロストリディオイデス・ディフィシル感染症と他の原因による下痢（感染性下痢と非感染性下痢）を鑑別することが大切です。感染性下痢にはサルモネラやウエルシュ菌などによる感染性腸炎があります。非感染性下痢の原因には過敏性腸症候群や炎症性腸疾患などがあります。

 **クロストリディオイデス・ディフィシル感染症と他の原因による下痢（感染性下痢と非感染性下痢）を鑑別することが大切である。**

　感染性下痢は便培養によって診断できますが、非感染性下痢とクロストリディオイデス・ディフィシル感染症の鑑別は難しいと言えます。特に、無症状保菌者では困難です。無症状保菌者の下痢便にクロストリディオイデス・ディフィシルの検査をすれば陽性になりますが、クロストリディオイデス・ディフィシルが下痢の原因ではなく、真の原因は他にあるからです。ナーシングホームや病院では無症状保菌者の割合が10～50％（市中では5％未満）と高いので、このような問題に遭遇する機会が多いのです。

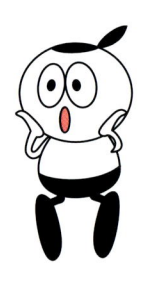

過敏性腸症候群とは、内視鏡などで異常が見つからないにも関わらず、腹痛や下痢、便秘などの症状が慢性的に続く病気です。日常的なストレスが原因であることが多いのですが、何らかの細菌やウイルスに感染して急性腸炎を発症した後に過敏性腸症候群が引き起こされることがあり、それを「感染性腸炎後過敏性腸症候群」と言います。これはクロストリディオイデス・ディフィシル感染症の初回エピソードの治療が成功した患者でも発生するので（10%程度）、話がややこしくなるのです。

　炎症性腸疾患にはクローン病と潰瘍性大腸炎があります。これらの疾患に罹患している患者にクロストリディオイデス・ディフィシル感染症が発症すると経過は複雑になります。炎症性腸疾患の患者で症状が再発した場合、約10%が腸管感染症が原因となっており、クロストリディオイデス・ディフィシルはこれらの感染症の約半数を占めます。また、炎症性腸疾患の患者ではクロストリディオイデス・ディフィシル感染症を合併する割合は増加します。その理由は、他の腸管病原体の治療に抗菌薬が使用されることが多いこと、炎症性腸疾患の患者では入院が頻回であり、病院内でクロストリディオイデス・ディフィシルに曝露する機会が多いことが挙げられます。稀に、クロストリディオイデス・ディフィシル感染症が炎症性腸疾患の初回発作の引き金となることもあります。

　炎症性腸疾患の患者におけるクロストリディオイデス・ディフィシル感染症には迅速な診断と治療が必要です。それは、クロストリディオイデス・ディフィシル感染症の診断がなされないと、副腎皮質ホルモン剤や免疫抑制剤を用いた不適切な治療がなされるからです。しかし、クロストリディオイデス・ディフィシル感染症を炎症性腸疾患の再発と鑑別することは困難です。下痢、腹痛、微熱といった症状が似通っているからです。したがって、炎症性腸疾患の患者に再び症状が見られたときに、最近抗菌薬が使用されていたとか最近入院していたといった背景のある場合では、クロストリディオイデス・ディフィシル感染症も強く疑うことが大切です。

ぷち Point　クロストリディオイデス・ディフィシル感染症と、過敏性腸症候群や炎症性腸疾患との鑑別は難しい。

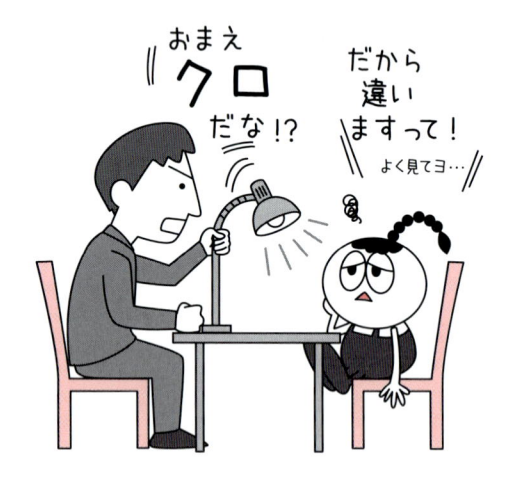

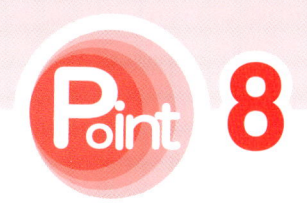

Point 8

重症化することがあり、あなどれません。

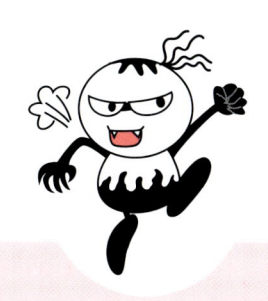

　物事は単純なほうが覚えやすいです。覚える側からすると複雑な定義や治療法は避けたいものです。クロストリディオイデス・ディフィシル感染症では「軽症」から「重症かつ複雑性」まで多段階があり、その治療法も異なっています。確かに、患者の個別の事情を考慮すると複雑なほうが適用しやすいかも知れません。しかし、複雑なままでは理解しにくいので、ここでは思い切ってクロストリディオイデス・ディフィシル感染症の分類と治療法を単純化したいと思います。「やり過ぎだ！」という方もいるかも知れませんが、ここに示された単純化したものに、個々の事例の状態を考慮した対応を肉付けしていただければよろしいかと思います。

　日本人は「3」が好きな民族だと思います。もちろん、異論のある方もいるかも知れません。「4」だとか「8」といった意見もあるでしょう。しかし、何かを覚えようとした場合、数字は小さいほうが覚えやすいです。もちろん、「1」や「2」はあまりにも小さな数字なので覚えたことになりません。覚え

るという行動は「3」以上の場合に適用されるのではないでしょうか？　そこで、覚えるための最も小さな数字の「3」にこだわってみたいと思います。

　クロストリディオイデス・ディフィシルには無症状保菌者がいます。そして、何らかの症状があればクロストリディオイデス・ディフィシル感染症となります。このクロストリディオイデス・ディフィシル感染症を3つに分けようというものです。それは「軽症～中等症」「重症」「重症かつ複雑性」です。このようなことを言うと、「勝手に重症度分類を作ってもよいのか？」などと言われるかも知れません。しかし、現時点で重症度の定義のコンセンサスはありません。また、重症化を鑑別するために使用する臨床的な指標についての同意もありません。ですから、このような簡素化した分類でもよいのです。

　せっかく、重症度を3つに分類したので、治療法も3つに分けたいと思います。それは「メトロニダゾール内服」「バンコマイシン内服」「バンコマイシン内服＋α」の3つです。

　すなわち、図3のような分類と治療法となります。

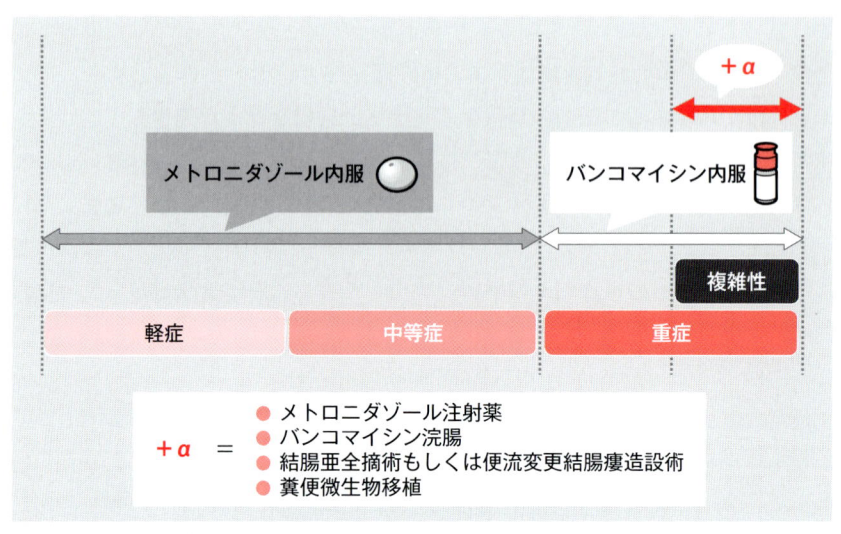

図3　クロストリディオイデス・ディフィシル感染症の治療法

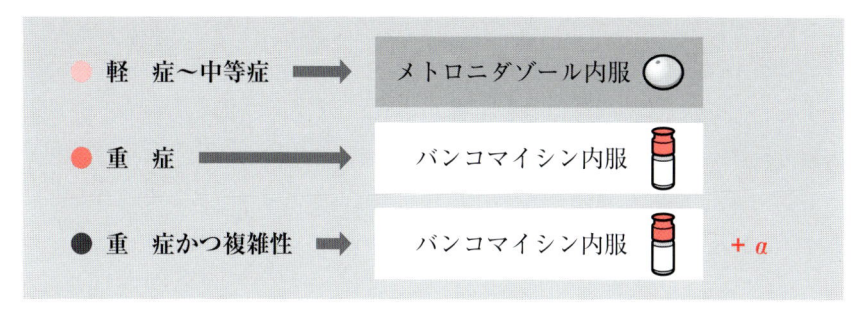

● 軽 症〜中等症 ➡	メトロニダゾール内服 ⚪	
● 重 症 ➡	バンコマイシン内服	
● 重 症かつ複雑性 ➡	バンコマイシン内服	+ α

　どうでしょうか？　至極単純化されたのではないでしょうか？　もちろん、これらは重症度と治療法の根幹を理解していただくためであり、臨床現場ではこれに様々な対処法を加えていただきたいと思います。

ぷち Point

　クロストリディオイデス・ディフィシル感染症は「軽症〜中等症」「重症」「重症かつ複雑性」の3つに区分すると理解しやすいし、治療法も設定しやすい。

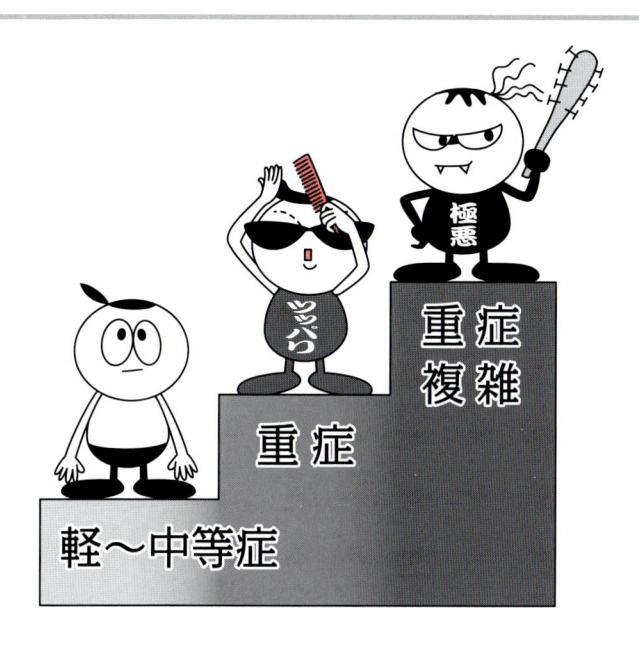

このように単純化したといっても、何をもって軽症、中等症、重症、複雑性というのかがポイントとなります。この部分を点数制にして何々があると何点などとして分類する方法もあるかも知れません。しかし、その点数制を覚えるのが大変ですし、臨床症状を点数化するのは難しいと思います。例えば、患者が腹痛を訴えた場合、顔をしかめたら痛そうということで点数が付くのでしょうか？　顔をしかめることで点数が増えるというのも腑に落ちません。

臨床現場では、「軽症」と「重症」のように明らかに症状が異なる場合には判断に迷うことはありません。しかし、「軽症」と「中等症」、「中等症」と「重症」の区別となると、迷いが生じることが多いと思います。迷ったら重篤なほうを選択するという方法がよいかも知れません。そこで、ある程度のイメージを付けておいて、それを活用して重症度を判定するのが実践的と思います。

ここで、「軽症」から「重症かつ複雑性」までのイメージを付けていただくために参考となる症状や検査データを示します。この部分は様々なガイドラインで異なっていますので、1つの目安として理解していただけると幸いです。

- **軽　症**　軽度下痢（1日に3〜5回の無形便）、軽度の腹部不快感や圧痛、発熱なし、検査異常なし。
- **中等症**　中等度の下痢（非血性）、中等度の腹部不快感もしくは圧痛、時々の嘔吐を伴う吐き気、脱水、白血球数>15,000/cmm、BUN もしくはクレアチニンの増加（ベースラインを超える）。

===================== ここで境界線 =====================

- **重　症**　重篤な下痢もしくは血性下痢、偽膜性大腸炎、重篤な腹痛、嘔吐、イレウス、発熱（>38.9℃）、白血球数>20,000/cmm、アルブミン<2.5mg/dL、急性腎障害。
- **＋ 複雑性**　中毒性巨大結腸症、腹膜炎、呼吸困難、血圧の低下、精神状態の変化、強い腹部膨満。

重症度を3つに分けるときには、「中等症」と「重症」の間に境界線を引くと治療方針がわかりやすくなります。境界線の上がメトロニダゾール内服で、下がバンコマイシン内服となるからです。偽膜性大腸炎やイレウスといった内視鏡やレントゲンで確認できるような合併症がある場合、血性下痢や急性腎障害といった腸管や腎臓に明らかなダメージがある場合には「重症」ということになります。

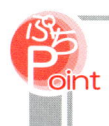 **クロストリディオイデス・ディフィシル感染症の「中等症」と「重症」の間に線引きをする。**

　「重症」の患者に、血圧が低下したとか、呼吸困難になったとか、精神状態まで変化してしまったなど、今すぐ何らかの対策を講じなければ死に至るような症状が加わったときに「重症かつ複雑性」ということになります。

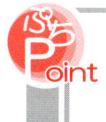 **「重症」患者に、血圧低下、呼吸困難、精神状態の変化などの症状が加わったときに「重症かつ複雑性」患者となる。**

　それでは治療はどうしたらよいでしょうか？　まず、クロストリディオイデス・ディフィシル感染症の原因として疑われる抗菌薬を中止することが大切です。軽症の場合には抗菌薬を中止するだけで（メトロニダゾールを投与せずに）、濃厚に監視するという方法が選択されることがあります。しかし、通常は「軽症〜中等症」ではメトロニダゾール内服（1回 500mg × 1日3回×10〜14日間）にて治療します。メトロニダゾール内服にもかかわらず5〜7日以内に症状の改善がなければ、バンコマイシン内服（1回 125mg × 1日4回×10〜14日間）への変更を検討します。メトロニダゾールが耐えられない患者（アレルギーなど）、妊婦、授乳中の女性もバンコマイシン内服（1回 125mg × 1日

4回×10〜14日間）で治療します。経口抗菌薬が大腸に到達できない患者（回腸瘻造設、空置大腸など）では、これらの治療に加えて、バンコマイシン浣腸（500mL 溶液に 500mg ×1日4回）を症状が改善するまで継続します。

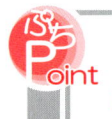

「軽症〜中等症」ではメトロニダゾール内服にて治療する。また、クロストリディオイデス・ディフィシル感染症の誘因となった抗菌薬を中止することが重要である。

「重症」ではバンコマイシン内服（125mg ×1日4回）にて治療します。もちろん、原因として疑われる抗菌薬は中止します。バンコマイシンを内服できない状況ならば、経鼻胃管にて投与します。

「重症かつ複雑性」では「バンコマイシン内服（125mg ×1日4回）＋メトロニダゾール注射薬（500mg ×1日3回）＋バンコマイシン浣腸（500mL 溶液に500mg ×1日4回）」による治療をします。同時に、結腸亜全摘術もしくは便流変更結腸瘻造設術について外科コンサルトします。糞便微生物移植も考慮しなければならないこともあります。重症かつ複雑性クロストリディオイデス・ディフィシル感染症であっても、イレウスや強い腹部膨満がなければ、経口もしくは経腸栄養を継続しても構いません。

「重症」ではバンコマイシン内服にて治療し、「重症かつ複雑性」ではバンコマイシン浣腸や外科コンサルトなどが必要となる。

クロストリディオイデス・ディフィシル感染症に用いる抗菌薬はメトロニダゾールとバンコマイシンなので、これらのポイントを列挙します。

◉ **メトロニダゾール**
- 再発や重症ではメトロニダゾール内服はバンコマイシン内服に劣る。
- メトロニダゾール内服には用量依存的な末梢神経障害や吐き気、金属味がある。
- 妊婦や授乳婦ではメトロニダゾール内服を避け、バンコマイシン内服を選択する。メトロニダゾール内服に耐えられない患者やアレルギーの患者では軽症〜中等症であっても、バンコマイシン内服を使用してもよい。
- イレウスがあれば、メトロニダゾール注射薬（500mg × 1 日 3 回）を追加する。重症患者がイレウスを合併していれば、胃から大腸への経口抗菌薬の通過が著しく低下するからである。
- メトロニダゾールを注射した場合、胆汁および腸から分泌されて便に到達する。
- メトロニダゾールの注射を単独の治療法とした場合、メトロニダゾール内服やバンコマイシン内服よりも効果は劣る。

◉ **バンコマイシン**
- バンコマイシン内服は腸管からほとんど吸収されないので、大腸にて高濃度を維持できる。
- 注射用バンコマイシンは大腸に分泌されないので、クロストリディオイデス・ディフィシル感染症には効果は期待できない。
- 重症イレウスの患者ではバンコマイシン浣腸を考慮する。これは経口薬に反応しない患者に限定する。大腸穿孔の危険性があるので注意する。
- 腎不全の患者では、大腸粘膜の炎症部位からバンコマイシン内服薬が吸収されて蓄積することがある。

　再発や重症ではメトロニダゾール内服はバンコマイシン内服に劣ることが知られています。その理由は十分に理解されていませんが、便中の薬剤濃度の違いが関連しているのかも知れません。メトロニダゾール内服を投与されている患者の便中のメトロニダゾールの濃度は、治療開始時の水様便では高いけれども、数日後の半固形便では低くなります。すなわち、大腸の炎症が治まるにつれて、便中のメトロニダゾールは濃度が低下するのです。一方、バンコマイシン内服は治療期間を通じて高い便中濃度を維持することができます。

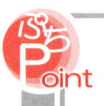

　クロストリディオイデス・ディフィシル感染症の治療では、メトロニダゾールとバンコマイシンの長所短所を理解して適切に用いることが大切である。

知識ぷらすα

米国のガイドライン情報

　強毒株（BI/NAP1/027株）が問題となっている米国では、米国感染症学会（Infectious Diseases Society of America：IDSA）の『感染性下痢症の診断と管理のための実践ガイドライン（2017年）』において、クロストリディオイデス・ディフィシル感染症の第一選択薬はバンコマイシン内服となっており、代替薬にフィダキソマイシンが推奨されています。メトロニダゾールについては小児の非重症例に使用し、成人でも非重症例であれば第二選択薬として利用できるとしています。

このように、クロストリディオイデス・ディフィシル感染症の治療ではメトロニダゾールとバンコマイシンが大きな役割をするのですが、その他にも知っておくべき対処法があります。下記に列挙します。

- クロストリディオイデス・ディフィシル感染症の患者の約20%は、抗菌薬の中止後2〜3日以内に症状が改善するので、クロストリディオイデス・ディフィシル感染症を誘発していると推定される抗菌薬は中止する。
- 脱水や電解質異常の補正のための補助療法を行う。
- クロストリディオイデス・ディフィシル感染症による下痢があるからといって、食事を中止する必要はない。耐えられるならば通常の食事は可能である。
- 下痢を軽減するということで、ロペラミドや麻薬のような腸運動抑制薬を使用することは避ける。これらの薬剤が治療経過において有害であるというエビデンスは明確ではないが、症状が不明瞭になり、病状が複雑になってしまうからである。

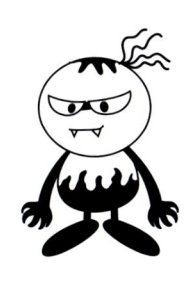

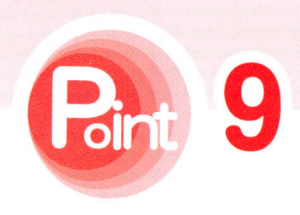

Point 9

治ったように見えても、
何度も繰り返し発症します。

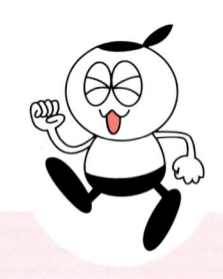

　「泣きっ面に蜂」「不幸は群れをなしてやってくる」などという諺があります。これは不運・不幸が重なるということです。クロストリディオイデス・ディフィシル感染症ではこの諺のようなことを経験することがあります。再発を経験したことのない患者では再発は少なく、再発を経験すればするほど、再再発が多くなるのです。実際、クロストリディオイデス・ディフィシル感染症の再発の危険性は初回再発の後では20％程度ですが、複数回の再発の後では60％くらいなのです。したがって、医療経済的には再発による費用は、初感染の治療に要する費用よりも多いことになります。

　再発例の多くが治療終了後30日以内に再発を経験します。頻度は低いですが、2〜3ヶ月後に再発することもあります。再発の危険因子は「65歳以上である」「重症の基礎疾患がある」「メトロニダゾールやバンコマイシンによる治療中に、クロストリディオイデス・ディフィシル感染症の誘因となった抗菌薬を継続する必要がある」「トキシンBに反応する抗体がない」などがあります。

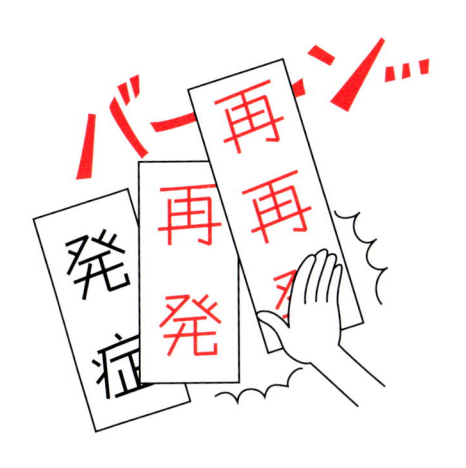

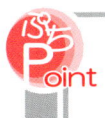
クロストリディオイデス・ディフィシル感染症は再発を経験したことのない患者では再発は少なく、再発を経験すればするほど、再再発が多くなる。

　再発には「再燃」と「再感染」があります。「再燃」はメトロニダゾールやバンコマイシンを用いた治療によって症状が改善しても、腸管内に残存しているクロストリディオイデス・ディフィシルが、これらの薬剤の中止後に再び増殖して発症するというものです。「再感染」は治療によって、腸管内のクロストリディオイデス・ディフィシルは除去されたものの、再び、体外からクロストリディオイデス・ディフィシルを獲得して、発症するというものです。通常、再感染よりも再燃のほうが多く、これはエピソードとエピソードの間隔に関係ないことが知られています。すなわち、「前回のエピソード」と「今回の再発エピソード」の期間が長くても再燃のほうが多いのです。

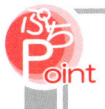
クロストリディオイデス・ディフィシル感染症の再発には「再燃」と「再感染」がある。

　腸管内にクロストリディオイデス・ディフィシルが残存している患者であっても、クロストリディオイデス・ディフィシル感染症に対する免疫反応が十分に機能していれば再発（再燃）しません。トキシンへの宿主の免疫反応の障害は再燃の重要な機序となっています。無症状保菌者はトキシンへの血清抗体レベルが高い傾向にあり、再発患者は単回エピソードの患者よりも抗体レベルが低い傾向にあります。血清および便のトキシンに対する抗体のレベルは、健康小児の60％で2歳までに発達し、成人を通じて保存されます。

　当然のことながら、クロストリディオイデス・ディフィシルが駆逐されている患者では芽胞に再曝露しないかぎり、再発（再感染）しません。万一、再曝露したとしても、大腸の正常細菌叢のバリア機能が保持されていれば、クロストリディオイデス・ディフィシルの保菌を拒絶できるので再発（再感染）しないのです。

　したがって、クロストリディオイデス・ディフィシル対策として、大腸の正常細菌叢を温存するために抗菌薬の使用を最小限にすることが大切です。そして、環境表面に付着している芽胞に患者が曝露しないように環境の消毒をするのです。特に、クロストリディオイデス・ディフィシル感染症の患者の病室の環境表面には多数の芽胞が生存しているので、念入りな消毒が必要です。環境消毒を不十分なままにしておくと、せっかくクロストリディオイデス・ディフィシル感染症が治癒しても、環境表面に付着している患者自身に由来する芽胞に再び曝露してしまいます。もちろん、患者への手洗いの啓発を強化して、手指を介して芽胞が口から入り込まないようにすることも再曝露を防ぐために大切です。特に、化学療法や移植の患者ではクロストリディオイデス・ディフィシル感染症に対する免疫反応を維持することが困難なので、このような対策を徹底しなければなりません。

ぷちPoint

　腸管内にクロストリディオイデス・ディフィシルが残存していても、クロストリディオイデス・ディフィシルに対する免疫反応が十分に機能していれば再発（再燃）しない。

ぷちPoint

　クロストリディオイデス・ディフィシル感染症の再発（再感染）を防ぐために、環境表面を消毒する。また、患者が石けんと流水による手洗いをすることも大切である。

　このような努力にもかかわらず再発したときにはどうすればよいのでしょうか？　まず、耐性のクロストリディオイデス・ディフィシルを心配する必要がないことは強調したいと思います。メトロニダゾールやバンコマイシンに耐性のクロストリディオイデス・ディフィシルは報告されていません。そのため、最初の再発では初回治療で用いられたものと同じレジメンで治療します。通常、メトロニダゾールもしくはバンコマイシンを10〜14日間内服することになります。ただし、重症のクロストリディオイデス・ディフィシル感染症ならばバンコマイシン内服薬を用います。メトロニダゾールよりもバンコマイシンのほうが治療の成功率が高いからです。

ぷちPoint

　クロストリディオイデス・ディフィシル感染症の初回再発では初回治療と同じ治療を行う。ただし、重症であればバンコマイシン内服薬を用いる。

　2回目以降の再発は治癒が困難です。その理由はやはり耐性ではなく、「腸管内もしくは環境に芽胞が残存していること」と「クロストリディオイデス・ディフィシルのトキシンへの効果的な免疫反応を示せないこと」によります。

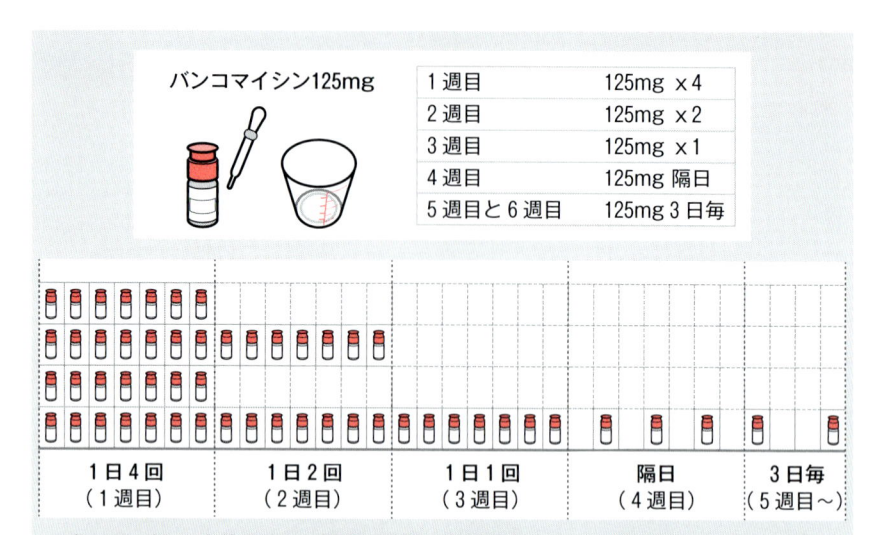

バンコマイシン125mg		
1週目	125mg ×4	
2週目	125mg ×2	
3週目	125mg ×1	
4週目	125mg 隔日	
5週目と6週目	125mg 3日毎	

1日4回 （1週目）	1日2回 （2週目）	1日1回 （3週目）	隔日 （4週目）	3日毎 （5週目〜）

バンコマイシンを使用しない期間に芽胞は栄養型になる。栄養型になったところで、バンコマイシンを投与して死滅させる。バンコマイシンを隔日や3日毎に投与する。

図4　バンコマイシンの漸減パルス療法

　2回目の再発ではバンコマイシンの漸減パルス療法を用います（図4）。クロストリディオイデス・ディフィシルは抗菌薬を使用しない期間に芽胞から栄養型になるので、栄養型になったところで、抗菌薬を投与して死滅させるのです。この場合、バンコマイシンを隔日や3日毎に投与することになります。メトロニダゾールは蓄積性の神経毒性があるので、2回以上の再発や長期の治療に使用することはできません。

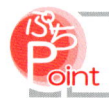　**2回目の再発ではバンコマイシンの漸減パルス療法を用いる。**

　3回目の再発では、糞便微生物移植を考慮します（**Point 5　参照**）。これは健康な人から得られた便を再再発の患者の胃、小腸、大腸に入れる治療法であり、成功率は高いことが知られています。

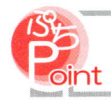

3回目の再発では糞便微生物移植を考慮する。

- ◉ **初回再発**

  バンコマイシン内服（125mg × 1 日 4 回×10〜14日間）

- ◉ **2 回目以降の再発**

  バンコマイシンの漸減パルス療法、糞便微生物移植

　クロストリディオイデス・ディフィシル感染症の再発に対する治療は難渋しますが、新しい治療法が行われるようになってきましたので紹介します。

　最近、クロストリディオイデス・ディフィシル感染症の再発に対する予防としてベズロトクスマブ（ジーンプラバ®）に注目が集まっています（**Point 5** 参照）。これはトキシン B に対するヒトモノクローナル抗体です。静脈注射にて60分以上かけてゆっくりと投与しますが、肝機能障害および腎機能障害でも投与量の調整は必要ありません。再発の危険性が高い患者での再燃を減らすために使用します。抗菌薬ではないので、クロストリディオイデス・ディフィシル感染症の治療抗菌薬（バンコマイシンなど）の投与期間中に 1 回のみ投与できます。この薬剤を、うっ血性心不全を基礎疾患に持つ患者に使用するときには注意を要します。心不全を増悪させる可能性があるからです。そのため、心不全の既往のある患者では、有効性と危険性を比較する必要があります。

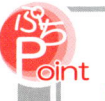

　クロストリディオイデス・ディフィシル感染症の再発を予防するために、トキシン B に対するヒトモノクローナル抗体であるベズロトクスマブが利用できるが、心不全の患者に使用するときには注意を要する。

もう１つの治療法としてはフィダキソマイシン（2018年１月現在、日本未承認）があります。最近のデータではフィダキソマイシン（200mg×１日２回×10日間）が初回再発を治療した後の２回目の再発を防ぐうえで、バンコマイシンよりも効果的であることが示されています。

◉ **フィダキソマイシン**
- フィダキソマイシンはクロストリディオイデス・ディフィシルに殺菌性であり、メトロニダゾールとバンコマイシンは静菌性である。
- フィダキソマイシンはメトロニダゾールとバンコマイシンよりも狭域なので、正常細菌叢を破壊することが少ない。
- フィダキソマイシンとバンコマイシンでは臨床的な治癒率は同じであるが、再発はフィダキソマイシンで相当少ない。ただし、強毒株（BI/NAP1/027株）では再発率に差はない。

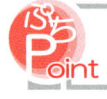 **フィダキソマイシンはバンコマイシンよりも再発が少ない。**

再発クロストリディオイデス・ディフィシル感染症の患者における再再発を減らすために、プロバイオティクスを用いることについてのエビデンスはほとんどありません。２つのプロバイオティクス（ラクトバチルス・ラムノサスGG およびサッカロマイセス・ブラウディ）が抗菌薬関連下痢症の頻度を低下させるという中等度のエビデンスはありますが、プロバイオティクスがクロストリディオイデス・ディフィシル感染症を防ぐというエビデンスは不十分です。

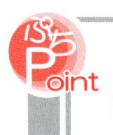 **再発の患者における再再発を減らすためのプロバイオティクスの有効性のエビデンスは不十分である。**

クロストリディオイデス・ディフィシルに活性を示す他の抗菌薬にはテイコプラニン、チゲサイクリン、リファキシミンなどがありますが、データが不足していること、高額であること、副作用があることなどから、実際には使用することはできません。静注用免疫グロブリンについては再発クロストリディオイデス・ディフィシル感染症の単独治療法としては用いませんが、低γグロブリン血症の患者では有効かも知れません。

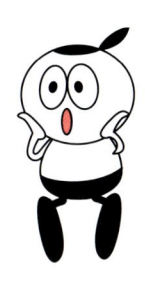

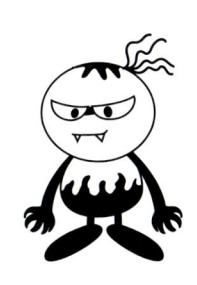

検査は必要なときにだけ行い、
結果には慎重な判断が必要です。

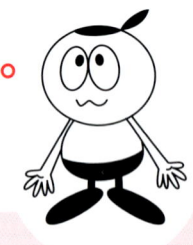

　25年程前に感動的な映画を見たことがあります。米国の映画ですが、冤罪によって投獄された有能な銀行員が、腐敗した刑務所のなかであっても希望を捨てずに生き抜くという映画でした。人間関係がとても興味深かったです。まだ見ていない方は是非ともレンタルして鑑賞してください。お勧めの映画です。

　「冤罪」とは罪がないにもかかわらず、罰せられることです。「濡れ衣を着せられる」といった状況です。冤罪は是非とも避けなければなりません。冤罪を作り出してしまうような環境は確実に排除する必要があります。しかし、臨床現場では冤罪を作り出している状況がよく見受けられるのです。それはクロストリディオイデス・ディフィシルのトキシン抗原迅速検査です。この検査は頻用されているのですが、適切に実施されていないことが多いのです。そのため、何も悪さをしていないにもかかわらず、すなわち、無実であるにもかかわらず、クロストリディオイデス・ディフィシルの存在が確認されたら、それに対して治療を加えてしまうのです。

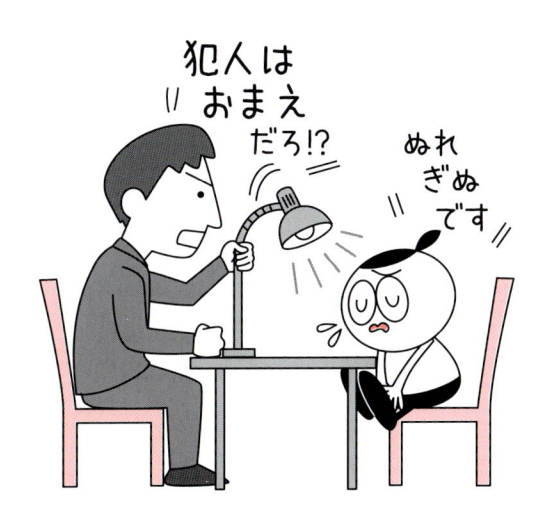

　それでは、どのようにしてクロストリディオイデス・ディフィシルの冤罪を防いだらよいのでしょうか？　それは、「下痢のない患者にはトキシン抗原迅速検査を実施しない」という原則を守るということです。すなわち、「下痢のない患者に検査をする」「メトロニダゾールやバンコマイシンによって症状が消失したクロストリディオイデス・ディフィシル感染症の患者に再検査をする」ということを避ければよいのです。クロストリディオイデス・ディフィシルだって、生き物です。彼らにも生きる権利があります。何も悪いことをしていないのに、殺滅されるなんて同情してしまいます。

　下痢のない患者にトキシン抗原迅速検査をすると、陽性であった場合、治療をしたくなってしまいます。「これからクロストリディオイデス・ディフィシル感染症を発症するかも知れない」とか「今朝の便はほぼ固形であったが、下痢ぎみになる危険性がある」などと何かとこじ付けて、治療してしまうのです。検査は下痢を呈する患者の便のみに実施すべきです（Point 7　参照）。クロストリディオイデス・ディフィシル感染症の治癒を確認するための検査もしません。クロストリディオイデス・ディフィシル感染症の治療経過を見るための再検査もしてはならないのです。治療が成功した患者の多くは症状の改善

後、数週間から数ヶ月間は検査陽性となり続けます。症状が消失したにもかかわらず、検査をして陽性であった場合に治療を継続したくなってしまうのを避けたいのです。

　このようなことを言うと「下痢のない患者に検査をした場合、陽性であっても治療しなければいいじゃないか？」などと言われるかも知れません。しかし、検査の結果に関係なく、治療をしないという方針ならば、検査をする意味がありません。

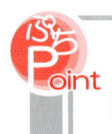　下痢のない患者やクロストリディオイデス・ディフィシル感染症が治癒した患者での糞便のトキシン抗原迅速検査は実施しない。

　ここでトキシン抗原迅速検査について解説しましょう。トキシンＡとＢについては、特異度は99％と高いのですが、感度は75％くらいしかありません。そのため、GDH（glutamate dehydrogenase：グルタミン酸脱水素酵素）抗原も一緒に検査するのです。GDH抗原はすべてのクロストリディオイデス・ディフィシル株で恒常的に産生されている必須酵素であり、この検査は感度80～100％であり陰性的中率は90～100％となります。したがって、陰性であればクロストリディオイデス・ディフィシル感染症をほとんど否定できます。

　クロストリディオイデス・ディフィシルの検査としては、トキシン抗原迅速検査の他にも便培養検査やトキシン遺伝子の核酸増幅検査があります。クロストリディオイデス・ディフィシルの便培養検査は嫌気培養を必要とするので、広くは行われていません。核酸増幅検査は迅速検査よりも感度が優れていますが、すべての病院で検査ができるわけではありません。しかし、この検査はBI/NAP1/027株（**Point 20 参照**）を検出することができます。

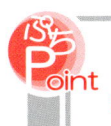

ぷち Point

　　　トキシン遺伝子の核酸増幅検査は迅速検査よりも感度が優れている。また、BI/NAP1/027株を検出することができる。

　ただ、核酸増幅検査にも問題点があることを知っておいてください。この検査は高い感度を持っているので、迅速検査では検出できないような少数の病原体でも検出することができます。そのため、臨床的に重要ではない感染を検出してしまう可能性があるのです。この検査はトキシン産生株に特異的ですが、活動的にトキシンを産生しているか否かは検査できません。また、保菌を検出してしまいます。そのため、24時間で3回以上の下痢が見られる場合のみに検査します。しかし、陰性の場合にはクロストリディオイデス・ディフィシル感染症を除外できるので、他の原因（過敏性腸症候群や炎症性腸疾患など）の追求のための検索を促すことができます。

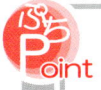

ぷち Point

　　　核酸増幅検査は臨床的に重要ではない感染を検出してしまう可能性があるが、陰性の場合はクロストリディオイデス・ディフィシル感染症を除外できるという利点がある。

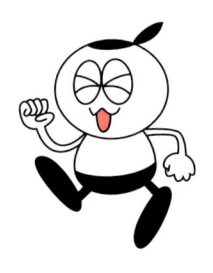

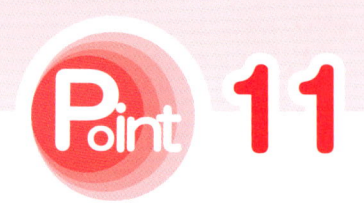

Point 11

手袋は絶対に必要ですが、
手袋だけでは伝播を防げません。

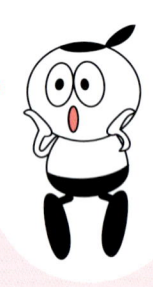

　「クロストリディオイデス・ディフィシル物語」の末尾で、クロストリディオイデス・ディフィシルは医療従事者の手指を介して伝播すると説明しました。そのため、手指衛生はとても大切です。1人の患者をケアしてから、他の患者をケアする前には必ず手指衛生をします。クロストリディオイデス・ディフィシルの芽胞はアルコールに抵抗性があるので、手指衛生では石けんと流水による手洗いをします。これは手指の表面に付着している芽胞を洗い流してしまおうというものです。

　それでは手洗いさえすれば、芽胞が多数存在するであろう体物質（糞便など）を素手で触れてもよいのでしょうか？　そうではありません。手がひどく汚染されると、手洗いではすべての病原体を取り除くことができません。手のひどい汚染を避けるために、手袋を装着するのです。例えば、墨汁を満たした洗面器に両手全体を浸けたとしましょう。その後に、石けんと流水で1回手洗いをしても、どうしても、手の皺に墨汁が残ってしまいます。たった1回の手

洗いで手指に付着している墨汁をすべて洗い流すことはできません。しかし、手袋を装着して洗面器に手を浸けたらどうでしょうか？　手袋に孔が空いていないかぎり、手は墨汁に汚染されません。もちろん、手袋を取り外すときに手首などに墨汁が付いてしまうことがあります。また、手袋に小さな孔（ピンホール）が空いていて、微量の墨汁が手袋内に入り込んでいるかも知れません。そのため、手袋を外した後の手洗いは必要です。このようなことから、多数の芽胞が付着している患者の身体や周辺環境に触れるときには手袋を装着し、ケアが終了して手袋を取り外したときには手洗いすることが大切なのです。

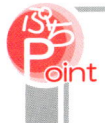 **手がひどく汚染されると、手洗いではすべての病原体を取り除くことができないので、手袋を装着して汚染しないようにする。**

しかし、単に手袋を装着すれば安心ということではありません。患者毎に手袋を交換する必要があるのですが、1人の患者のケアのときでも、身体部位の交差感染を防ぐために手袋を交換しなければならないことがあります。同じ患者のケアであっても、汚染部分に用いた手袋で汚染していない部分を触れることは避けなければなりません。例えば、患者の陰部に触れた手袋をそのまま、その患者の口腔ケアに用いることはできません。この場合、手袋を交換する必要があるのです。もちろん、手袋を取り外した後の手洗いも大切です。手袋を取り外すときに手首を汚染したり、手袋に孔が空いていたりするからです。

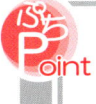 **手袋は患者毎に交換するが、同一患者であっても汚染部位に触れてから非汚染部位に触れるときには手袋を交換する。**

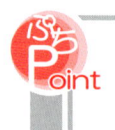

> 手袋は使用後に廃棄するが、このときの手洗いを忘れないようにする。

　このようにクロストリディオイデス・ディフィシル感染症の患者のケアのときには、手袋を適切に使用することが不可欠なのですが、手袋のみでは対応できないことがあります。患者の身体や周辺環境には芽胞が付着しており、患者をケアしているときに、それらに医療従事者の衣類などが接触すると、芽胞が衣類に移動してしまいます。そのまま、他の患者のケアをすれば、衣類を介して芽胞が患者から患者に伝播してしまうのです。そのためにもガウンが必要なのです。

　ガウンを用いるときには当然のことながら、1人の患者に1つのガウンを用います。同じガウンを装着して複数の患者をケアすると、ガウンがクロストリディオイデス・ディフィシルの感染源になってしまうからです。

> クロストリディオイデス・ディフィシル感染症の患者をケアするときには、医療従事者の衣類が芽胞に汚染する可能性があるので、ガウンを装着する。

　このようなことから、クロストリディオイデス・ディフィシル感染症の患者には接触予防策を用いるのです（**Point 17　参照**）。接触予防策は下痢が改善するまで継続します。個室に入室させるか、もしくは、クロストリディオイデス・ディフィシル感染症が確定している別の患者と同室とします。また、病室内では単回使用の使い捨て器具を用います。器具の表面に芽胞が付着している可能性があるので、そのような器具を他の患者に用いると、芽胞が伝播してしまうからです。使い捨てできない医療器具はクロストリディオイデス・ディ

フィシル感染症の患者の病室専用にするか、患者に用いた後に十分に洗浄と消毒をしてから再使用します。

　環境表面も芽胞に汚染されているので、そのようなところに接触した手指や衣類によって芽胞が患者間で伝播してしまいます。そのため、クロストリディオイデス・ディフィシルで汚染した可能性のある区域は、少なくとも1,000ppm（0.1%）の次亜塩素酸ナトリウムを用いて環境表面を消毒します（Point 4 参照）。この場合、ドアノブやベッド柵などの手指の高頻度接触表面を重点的に消毒します。

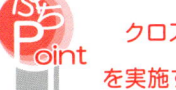

　クロストリディオイデス・ディフィシル感染症の患者には接触予防策を実施する。そして、環境表面は、少なくとも1,000ppm（0.1%）の次亜塩素酸ナトリウムにて消毒する。

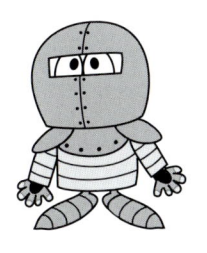

個人防護具は、着脱だけでなく、
廃棄まで気を抜けません。

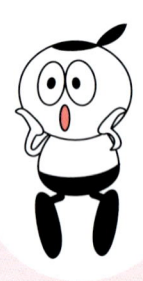

　医療施設で用いられるガウン、マスク、手袋といった防具を「個人防護具」と言い、「PPE（personal protective equipment）」とも呼ばれています。個人防護具は粘膜、気道、皮膚、衣類に病原体が付着するのを防ぐために、単独または組み合わせで用いられます。どの個人防護具を用いるのかという選択は、これから行う医療行為や患者の状態から予想される曝露に左右されます。例えば、体位交換などで医療従事者の身体が患者に直接接触する場合にはガウンの装着が必要です。もちろん、手指が患者に触れることになるので、手袋も装着しなくてはなりません。患者が肺炎などを合併していて咳嗽が多く、喀痰を周囲に飛散させていたら、マスクも装着しなければなりません。

　クロストリディオイデス・ディフィシル感染症の患者では接触予防策が用いられることがほとんどなので、実際に使用される個人防護具は手袋とガウンです。そして、必要に応じて、サージカルマスクも装着します。これらの個人防護具を装着することによって、医療行為のときの曝露から医療従事者の身体を

守ることができますが、医療行為を終えて、退室するときにクロストリディオイデス・ディフィシルに汚染された手袋やガウンを適切に取り外して廃棄することも大切です。医療行為のときには医療従事者の身体への汚染がなくても、医療行為を終えた後に汚染が発生したり、環境表面を汚染したりするからです。

ぷちPoint

個人防護具は適切に装着して、適切に廃棄する。特に廃棄のときには、汚染した個人防護具によって医療従事者の身体や環境表面を汚染しないようにする。

ここで、個人防護具の全般的な着脱法についてお話します。米国疾病管理予防センター（Centers for Disease Control and Prevention：CDC）のガイドラインでは装着する順番を「❶ガウン（エプロン）、❷マスク、❸ゴーグル／フェイスシールド、❹手袋」としています（図5）。この順番の理由についてはガイドラインに記述されていませんが、臨床現場では適切な順番であると思われます。手袋は患者の体に直接触れる可能性が高いので、できるだけ清潔を守りたいため、一番最後に装着するのがよいでしょう。ゴーグルを装着した状態でガウン（エプロン）やマスクを装着することは難しいので、ゴーグルはガウン（エプロン）とマスクの後に装着することとなります。プラスチックエプロンの場合は頭をくぐらせるようにして装着することがありますが、マスクをした状態でガウン（エプロン）を装着することは難しいので、ガウン（エプロン）を先に装着します。

個人防護具を取り外すときには自分自身や周辺環境を汚染しないように気を付けます。個人防護具を取り外す順番は、「❶手袋、❷ゴーグル／フェイスシールド、❸ガウン（エプロン）、❹マスク」です（図6）。手袋は最も汚染している個人防護具なので最初に取り外します。汚染した手袋を装着したままガウン（エプロン）やマスクなどの個人防護具を取り外そうとすると、手袋に付着している病原体が他の部位に付着してしまうからです。また、マスクを病室

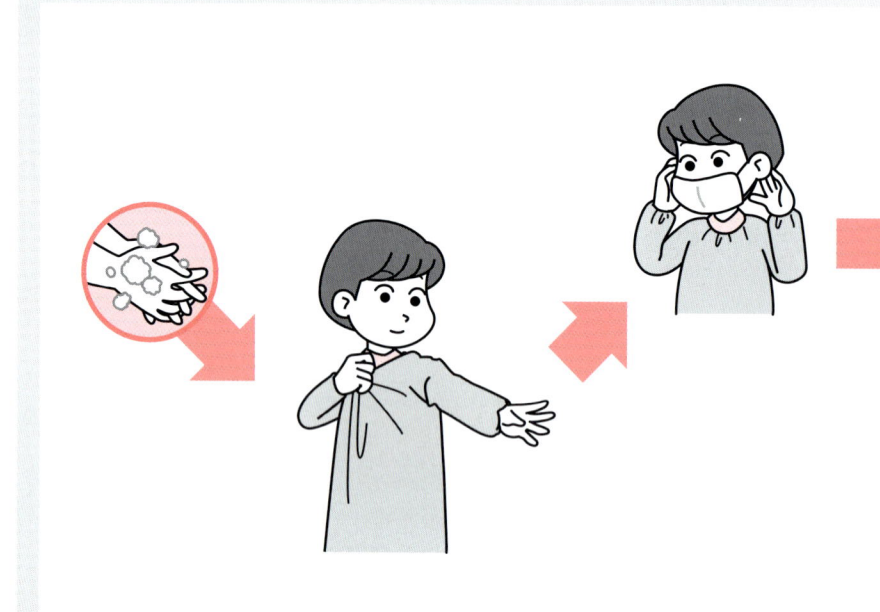

ガウン
- 胴体を首から膝まで覆い、腕は手首の端まで覆う。そして、背部も取り囲むように包み込む。
- 首とウエストの高さで後ろを結ぶ。

マスク
- 頭と首の中央で、ヒモ／ゴムヒモをしっかり結ぶ。
- 弾性バンドを鼻橋にフィットさせる。
- 顔および顎の下にピタッとフィットさせる。

図5 個人防護具を装着する順番とポイント

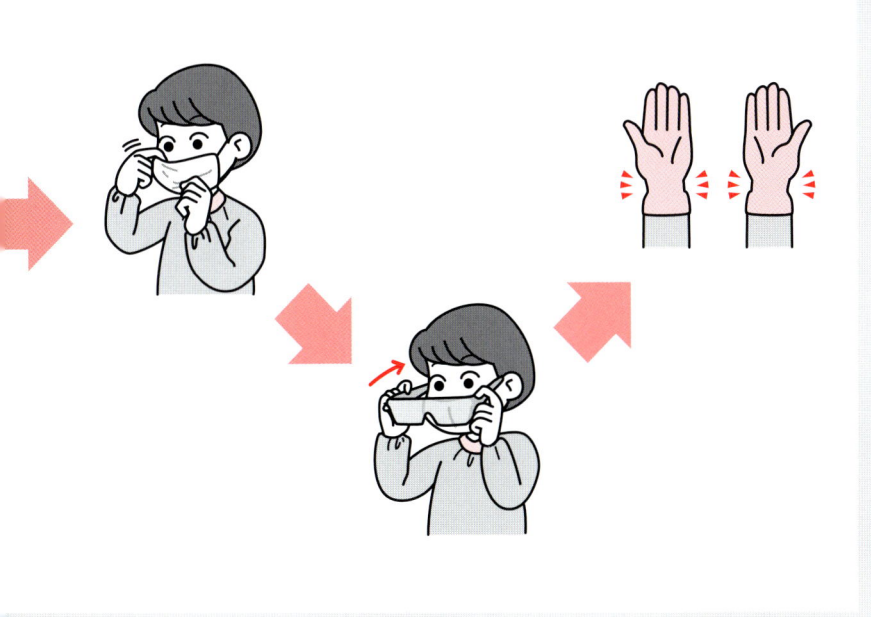

ゴーグル／フェイスシールド
- 顔面に置いて、フィットするように調整する。

手袋
- 隔離予防策の場合では非滅菌手袋を使用する。
- 手のサイズに合わせて選ぶ。
- ガウンの手首を覆うように引き延ばす。

安全業務の実践
- 手を顔から離すようにしておく。
- 清潔部分から汚染部分にケアを進める。
- 触れる表面を限定する。
- 個人防護具は裂けたり、激しく汚染したら交換する。
- 手指衛生を実施する。

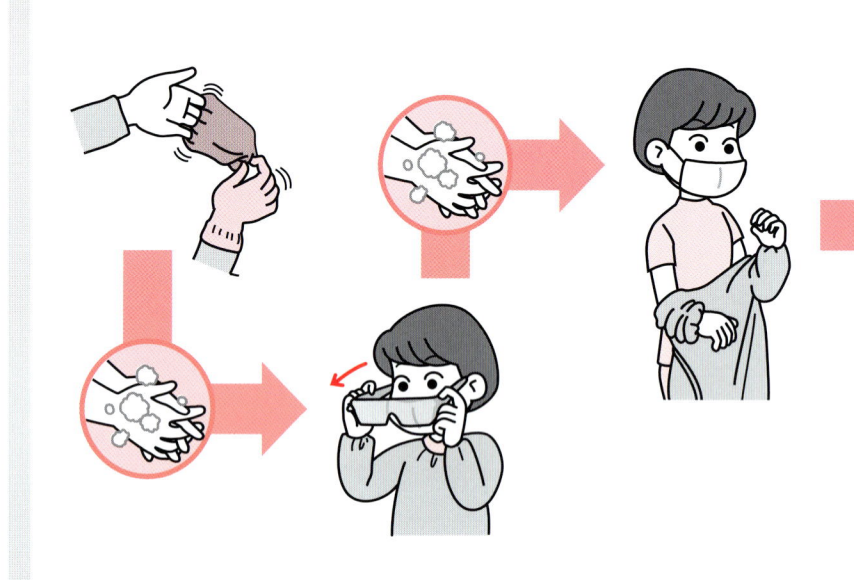

病室から退室する前に、出入り口または前室内で個人防護具を取り外す。

手袋
- 手袋外部は汚染している！
- 対側の手袋をした手で手袋の外側を掴んで取り外す。
- 手袋をした手で脱いだ手袋をしっかり持つ。
- 手袋をしていない手の指を、残りの手袋の下へ手首の部分から滑り込ませる。

ゴーグル／フェイスシールド
- ゴーグルやフェイスシールドの外側は汚染している！
- 取り外すためには、「清潔な」ヘッドバンドまたは耳づるを持って取り扱う。
- 再生処理用に指定された容器または廃棄容器に入れる。

図6　個人防護具を取り外す順番とポイント

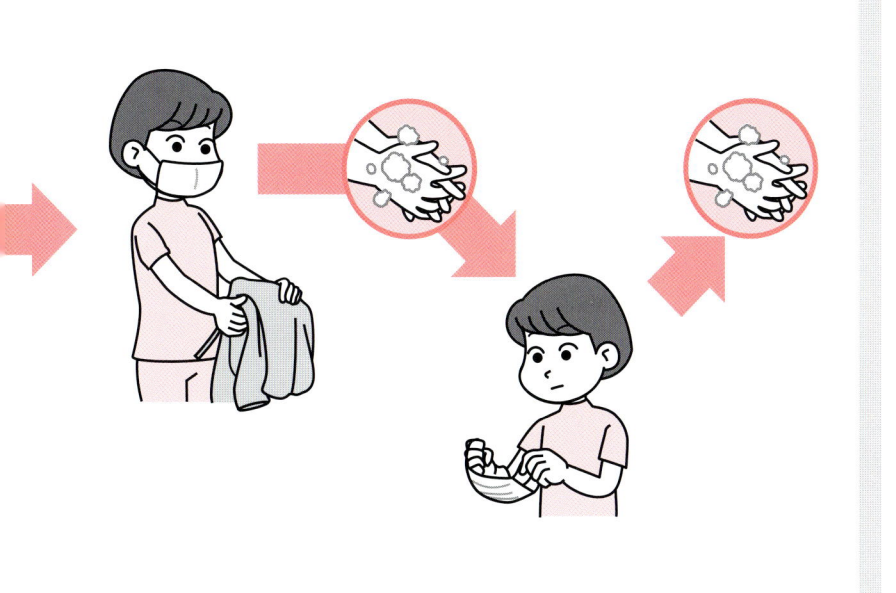

ガウン
- ガウンの前面および袖は汚染している！
- 首のヒモをほどいてから、ウエストのヒモをほどく。
- 皮むきの要領でガウンを取り外す。
  ➡ガウンを各々の肩から同側の手に向かって引き下ろす。
- ガウンは裏返しになる。
- 取り外したガウンは体から離して持ち、丸めて包み込み、廃棄容器またはリネン容器に捨てる。

マスク
- マスクの前面は汚染しているので触ってはならない！
- ヒモ／ゴムヒモの根元、そして端のみを掴んで取り外す。
- 廃棄容器に捨てる。

手指衛生
- すべての個人防護具を取り外した後にはすぐに手指衛生を実施する！

内で取り外してしまうと、飛沫感染や空気感染する病原体に曝露してしまう危険性があります。そのため、マスクは病室外に出てから取り外す必要があるので、個人防護具のなかでは最後に取り外すことになります。ゴーグル／フェイスシールド、ガウン（エプロン）については汚染の厳しいものを最初に取り外すのが原則ですが、汚染の程度に差がなければ顔面に装着して煩わしいゴーグルやフェイスシールドを先に取り外します。

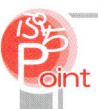

> 個人防護具は「❶ガウン（エプロン）、❷マスク、❸ゴーグル／フェイスシールド、❹手袋」の順で装着し、「❶手袋、❷ゴーグル／フェイスシールド、❸ガウン（エプロン）、❹マスク」の順で取り外す。

　このように個人防護具を取り外しながら、それらを専用の廃棄容器やごみ袋（ビニール袋）に入れてゆきます。すべて入れ終わったら蓋を閉めるか袋の口を縛って、汚染した個人防護具が袋の外に出ないようにします。すべての個人防護具を取り外し、廃棄したら手洗いをします。

　廃棄後の手洗いは極めて大切な感染対策です。例えば、手袋を取り外しているときに手首が汚染されることがあります。手袋に小さな孔（ピンホール）が空いているかも知れません。ガウンなどを取り外しているとき、手指で掴んだところが汚染していたかも知れません。このような無自覚の手指の汚染が病室外に持ち出されないためにも、個人防護具の取り外しと廃棄後の手洗いは必ず実施します。

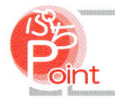

> 個人防護具をすべて取り外したら、必ず、手洗いを実施する。

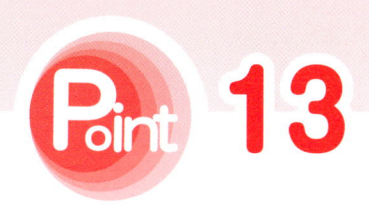

Point 13

伝播を防ぐためには、発症者をしっかりと管理することが重要です。

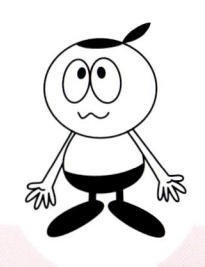

　「あの人にはオーラがある！」という言葉を聞くことがあります。多くの場合、その人が持っている独特の雰囲気や威圧感などを表しています。身体の周辺に発散する、目に見えないエネルギーのようなものを感じ取った場合に「オーラがある」と言います。

　クロストリディオイデス・ディフィシル感染症の患者を診療するときには、その周辺にはオーラのようなものがあると感じなければなりません。オーラというと何だか素敵なものに思われるかも知れませんが、この場合、オーラは「芽胞」です。すなわち、患者をケアするときには患者の身体のみならず、衣類や周辺環境に付着している目に見えない芽胞にも気を付けてほしいのです。患者の身体に触れるときだけ手袋を装着して注意を払い、患者のリネンや周辺環境には注意を払わないとなると、芽胞が医療従事者の衣類などに付着してしまうのです。

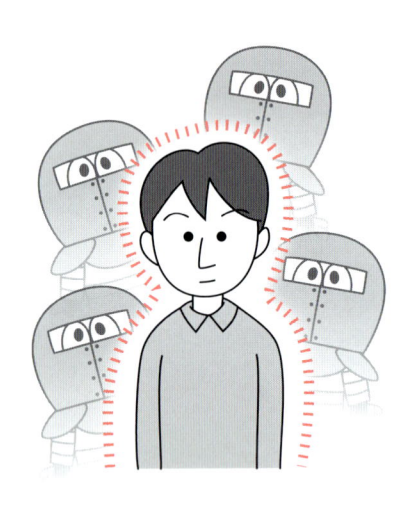

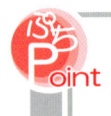クロストリディオイデス・ディフィシル感染症の患者のリネンや周辺環境には芽胞が付着している。

　ここで、クロストリディオイデス・ディフィシル感染症の患者が発するオーラ（＝芽胞）について詳しく解説しましょう。

　クロストリディオイデス・ディフィシルは糞便に排出されます。クロストリディオイデス・ディフィシル感染症の患者は下痢をしているので、固形便の患者よりも環境が糞便に汚染しやすいのです。オムツをしている患者では周辺環境に付着していることがあります。クロストリディオイデス・ディフィシルは芽胞を形成し、乾燥したところでも長期間生存しています。ベッド、電話、トイレ、ベッドサイドの家具でも芽胞が検出されるのです。環境のみならず、機器、機材（トイレ、バスタブ、電子直腸体温計など）も汚染されています。そして、汚染した表面やものに触れた医療従事者の手指を介して患者に伝播してゆきます（Point 3 参照）。

入院患者にクロストリディオイデス・ディフィシルが伝播する経路は３つあります。１つ目は、手指にクロストリディオイデス・ディフィシルが付着している医療従事者が患者をケアすることによる伝播です。２つ目は、クロストリディオイデス・ディフィシル感染症患者に入院患者が直接接触することによる伝播です。３つ目は、クロストリディオイデス・ディフィシルで汚染している環境表面に患者が接触することによる伝播です。

ぷちPoint

　入院患者へのクロストリディオイデス・ディフィシルの伝播経路には、「一過性に手指がクロストリディオイデス・ディフィシルで汚染した医療従事者による接触」「クロストリディオイデス・ディフィシル感染症患者への直接接触」「クロストリディオイデス・ディフィシルに汚染した環境表面への接触」の３つがある。

　「一過性に手指がクロストリディオイデス・ディフィシルで汚染した医療従事者による接触」という伝播経路で感染することを防ぐために、医療従事者は石けんと流水で手洗いをしなければなりません。アルコール手指消毒では芽胞は殺滅できないので、洗い流す必要があるからです。

　「クロストリディオイデス・ディフィシル感染症患者への直接接触」で感染することを防ぐために、クロストリディオイデス・ディフィシル感染症の患者を個室隔離します。大部屋に入院していると、患者と患者が身体的に接触することがあるからです。個室では医療従事者はガウンと手袋を装着します。患者の体位交換やオムツ交換などをするときに、医療従事者の衣類が患者の身体に濃厚に接触するので、ガウンを装着しなければ衣類が芽胞に汚染されてしまいます。

　「クロストリディオイデス・ディフィシルに汚染した環境表面への接触」という伝播経路によって感染することを防ぐためにも、クロストリディオイデ

ス・ディフィシル感染症の患者を個室隔離します。汚染環境を隔離病室のみに抑え込みたいからです。隔離されている患者がメトロニダゾールやバンコマイシンにて治療され治癒した後に、再び患者自身から排出された芽胞によって汚染した環境表面から再感染してしまうことがあります。それを防ぐために、環境表面を次亜塩素酸ナトリウムで消毒する必要があります。

　このようなことから、クロストリディオイデス・ディフィシル感染症患者は接触予防策にて対応することになります（Point 11　参照）。接触予防策は下痢が消失するまで継続します。下痢が消失してから数日間、糞便に排菌されることがあるので、施設によっては、症状が改善してから数日間もしくは退院するまで隔離を継続しています。器具については単回使用の使い捨て器具を用います。使い捨てできない医療器具はクロストリディオイデス・ディフィシル感染症患者の病室専用にするか、患者に用いた後に十分に洗浄と消毒をしてから他の患者に用います。

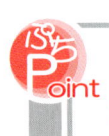
クロストリディオイデス・ディフィシル感染症患者は接触予防策にて対応する。

　接触予防策は形式的なものであってはいけません。形式的というのは、病室に入るときにガウンと手袋さえ装着すればよいというものです。例えば、医療従事者が隔離個室から退室するときにガウンを脱いで、そのガウンを入り口に吊り下げて置き、他の医療従事者が入室するときにそのガウンを再び装着するというものです。ガウンの表面には芽胞が付着しているので、このようなガウンの使い回しは医療従事者への芽胞の伝播経路になってしまいます。面会者の入室のときも同様です。ガウンの使い回しは適切ではありません。

　手袋も装着すればよいということではありません。手袋を取り外した後が大切なのです。手袋を取り外すときに手首などが汚染することがあります。手袋

に孔が空いているかも知れません。そのため、手袋を取り外したときには石けんと流水による手洗いは必須のことなのです。

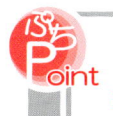

接触予防策ではガウンと手袋を装着することで安心してはいけない。適切に装着し、適切に取り外すことが大切である。

　一方、クロストリディオイデス・ディフィシルの無症状保菌者については、接触予防策は必要ありません。しかし、何もしなくてもよいということではありません。標準予防策は厳守します。

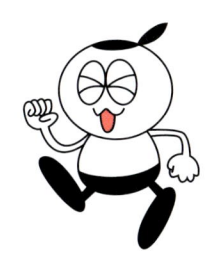

伝播リスクの高い場所を
踏まえた清掃が、
環境からの伝播を防ぎます。

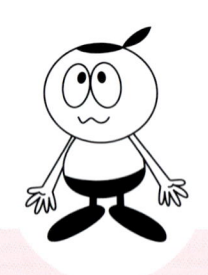

　中学校や高校のときには中間試験とか期末試験がありました。このとき、皆さんはどのように試験勉強したのでしょうか？　おそらく、試験範囲を確認し、最も試験に出やすいところを重点的に勉強したことと思います。歴史の試験のときに試験範囲が「明治および大正時代」であるとしましょう。このようなときに、「平安時代」や「鎌倉時代」を一生懸命勉強しても良い点数は得られません。もちろん、試験で良い点を取れればよいということではありません。教養を付けることが大切ということであれば、試験の範囲に関係なく「平安時代」や「鎌倉時代」を勉強してもよいでしょう。しかし、あまり要領がよいとは思えませんね。

　このように重要なポイントに集中して物事を行うことは、効率を上げるためには大切なことなのです。環境清掃も同じです。来客が来るならば、来客対策として応接室で目に付くところの埃を取り除きます。テーブルや床などに埃や汚れがあってはいけません。しかし、大きな花瓶の裏側とか、ソファーの下と

いった来客の目が決して届かないところまで掃除をする必要はありません。そのようなところに埃がたまっていようが、ゴキブリが死んでいようが、問題ないのです。この場合、掃除の目的は「見掛けの清潔」を確保するということだからです。

病院では見掛けだけをよくするという清掃はしません。病原体の伝播経路を遮断することを目的とした清掃をするのです。そのためには、病原体は環境表面からヒトにどのようにして伝播するのかを考えながら清掃することが、最も適切な対応となります。

クロストリディオイデス・ディフィシルのみならず、MRSA やアシネトバクター属など様々な病原体が環境表面からヒトに伝播します。この場合、壁や床に付着している病原体が、自然に浮き上がってヒトに向けて移動することはありません。彼らは自力では移動できないからです。最も効率的な伝播の方法はヒトが汚染環境に触れて、その手指に病原体が移動し、その手指からヒトの体内への侵入口に到達することです。クロストリディオイデス・ディフィシルの場合、医療従事者の手指が環境表面に触れたときに、環境表面に付着している芽胞が手指に移動し、その手指で患者をケアしたときに患者へ伝播するのです。患者自身が、汚染した環境表面に手指を触れたときに、手指に芽胞が付着し、そのような手指で食物を食べることによって、腸管内に入り込んでゆくのです。

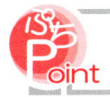 環境表面からヒトへの病原体の感染経路は手指である。

このように考えると、環境表面の清掃で最大の効果を得る方法は、ドアノブやベッド柵などの「手指の高頻度接触表面」を重点的に清掃するということになります。クロストリディオイデス・ディフィシルの場合には、少なくとも1,000ppm（0.1％）の次亜塩素酸ナトリウムで消毒します。床や天井などの手指がほとんど触れないところは、特に清掃する必要はありません。もちろん、

天井に蜘蛛の巣が張ってあるなどということがあるならば、見栄えを考えて清掃することもあるのですが、日常的な環境の清掃や消毒として天井は対象とはならないのです。

> 環境表面の清掃で最大の効果を得る方法は、ドアノブやベッド柵などの「手指の高頻度接触表面」を重点的に清掃することである。クロストリディオイデス・ディフィシルの場合には、少なくとも1,000ppm（0.1%）の次亜塩素酸ナトリウムで環境表面を消毒する。

　このように、「手指の高頻度接触表面」を念入りに清掃・消毒することは大切なことなのですが、クロストリディオイデス・ディフィシルとしての環境対策をさらに強化するには、もっとターゲットを絞るとよいと思います。すなわち、クロストリディオイデス・ディフィシル感染症の患者の病室や共同トイレを重点的に清掃・消毒するのです。クロストリディオイデス・ディフィシル感染症の患者の病室は感染していない患者の病室よりも、芽胞に強く汚染されています。また、クロストリディオイデス・ディフィシルは糞便に混じって感染者から排出されるため、共同トイレも消毒の重要な対象区域となります（Point 4 参照）。

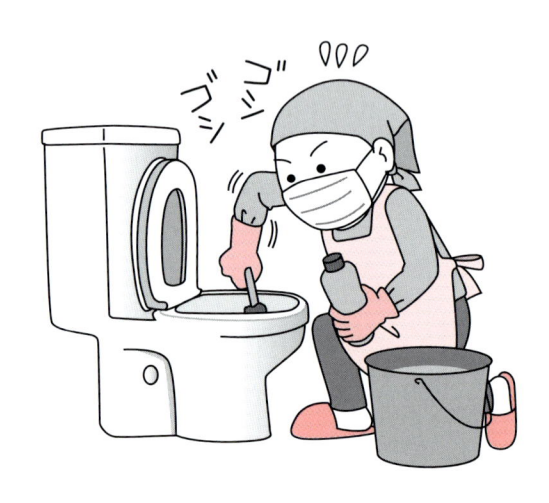

クロストリディオイデス・ディフィシル感染症の患者は個室に入室させて接触予防策を実施しますが、病室内で用いた医療器具はできるだけ使い捨てのものを使用します。しかし、血圧計のカフのように使い捨てできないものは、その患者専用にします。接触予防策下の患者に用いた器具を他の患者に用いざるを得ない場合は、他の患者に用いる前に洗浄・消毒をしなければなりません。

> **ぷらっ Point**　クロストリディオイデス・ディフィシル対策では、患者の病室やトイレを重点的に次亜塩素酸ナトリウムにて消毒する。また、病室内で用いた医療器具も他の患者に用いる前には消毒する。

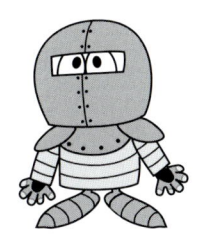

環境表面の清掃に
アルコール消毒薬は
使用できません。

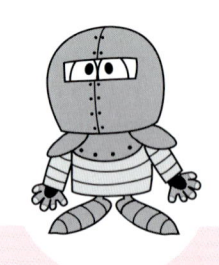

夜の街を歩いていると、アルコールで酩酊（めいてい）している人がいます。もちろん、通常の通行人もいます。酩酊している人は話し方もベロベロで、何を言っているかわかりません。通常の通行人は話をしても問題なく、内容も適切です。

それでは酩酊状態の人はたくさんアルコールを飲んでいて、通常の通行人は飲んでいないのでしょうか？　必ずしもそうではありません。酩酊している人はアルコールに弱く、通常の通行人はアルコールに強いだけかも知れません。ビールを1杯飲むだけで酔ってしまう人もいれば、10杯以上飲んでもヘイチャラな人もいます。病棟の歓送迎会などで、たくさんアルコールを飲んでいても、全く顔色の変わらない人はいませんか？

人間にはアルコールに生まれ付き強い人と弱い人がいます。病原体も同様です。ほとんどの病原体はアルコールに弱いのですが、芽胞やノロウイルスのように、アルコールに抵抗性を持っている病原体もいるのです。クロストリディ

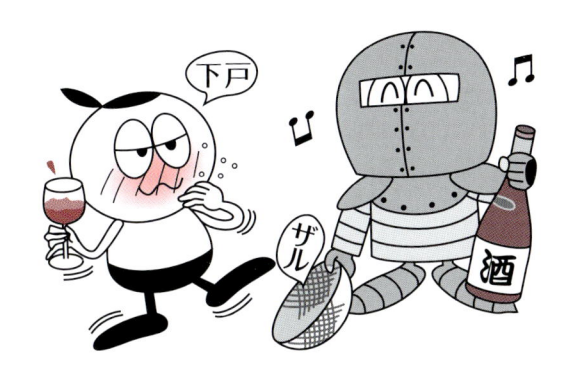

オイデス・ディフィシルの場合は栄養型であればアルコールで殺滅することができますが、芽胞になるとアルコールは無力となります。

クロストリディオイデス・ディフィシルは芽胞を形成するので、アルコール消毒は効果が期待できない。

クロストリディオイデス・ディフィシル感染症の患者の周辺環境には芽胞が付着していると考えるのが適切です。そのため、環境も消毒することが大切ですが、芽胞がアルコールで殺滅できないことから、次亜塩素酸ナトリウムを用いて消毒します。病院の環境清掃では日常的に次亜塩素酸ナトリウムを用いて消毒をすることはありません。通常は、洗浄剤もしくは低水準消毒薬（第四級アンモニウム塩など）を用いた環境清掃をしています。しかし、これらでは芽胞を殺滅できないので、クロストリディオイデス・ディフィシルの環境消毒では次亜塩素酸ナトリウムが用いられるのです。

次亜塩素酸ナトリウムは芽胞を殺滅できる消毒薬です。問題はその濃度です。実際、5,000ppm（0.5％）の次亜塩素酸ナトリウムを用いた清掃によって、骨髄移植病棟でのクロストリディオイデス・ディフィシル感染症の発生率が減少したという報告があります。1,000〜5,000ppm（0.1〜0.5％）の範囲内であ

れば、高い濃度のほうが低い濃度よりも殺芽胞性があることが知られています。少なくとも1,000ppm（0.1%）の塩素濃度が必要ですが、理想的には5,000ppm（0.5%）が望ましいのです。しかし、表面の腐食性、臭いに関する苦情、過敏性といった不利益とのバランスを考えなければなりません（**Point 4 参照**）。

クロストリディオイデス・ディフィシル感染症の患者の病室の環境表面は、アルコールや第四級アンモニウム塩ではなく、1,000〜5,000ppm（0.1〜0.5%）の次亜塩素酸ナトリウムを用いるとよい。

　このように、クロストリディオイデス・ディフィシル対策として環境表面は次亜塩素酸ナトリウムを用いて消毒をするのですが、芽胞は環境表面のみならず、患者が用いた器具（体温計、血圧計など）にも付着しています。そのような器具をそのまま他の患者に用いれば芽胞が伝播してしまいます。そのため、やはり、次亜塩素酸ナトリウムを用いて消毒をする必要があります。この場合、1つ1つ消毒をすることが大切です。もちろん、使い捨てが可能なものであれば使い捨てが望ましいと思います。

クロストリディオイデス・ディフィシル感染症の患者の病室で用いた医療器具は、他の患者に用いる前に次亜塩素酸ナトリウムにて消毒する。もしくは使い捨てにする。

　決して行ってはならないことは、環境表面に次亜塩素酸ナトリウム溶液をスプレーすることです。確かにスプレーをして消毒したことにしてしまえば、実施者は楽かも知れません。しかし、飛散する消毒薬を吸い込むことの危険性があります。また、スプレーでは環境表面にまんべんなく、次亜塩素酸ナトリウムを接触させることができません。拭き取りは糞便などを機械的に除去するこ

とができますが、スプレーではそれが不可能といった問題があります。

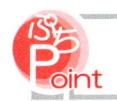 **環境表面への次亜塩素酸ナトリウム溶液のスプレーはしない。**

　それではクロストリディオイデス・ディフィシル感染症の患者が用いた食器はどのように処理したらよいでしょうか？　病院では食器は熱湯による洗浄・消毒とその後の強制乾燥がなされます。そのような処置で十分です。すべての食器を使い捨てにする必要はありません。

　リネンも病院では熱湯による洗浄・消毒がなされています。クロストリディオイデス・ディフィシル感染症の患者が用いたリネンについても同様の処理で十分です。もちろん、リネンを病室から運び出し洗濯されるまでに周辺を汚染しないように注意します。

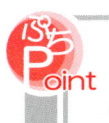 **クロストリディオイデス・ディフィシル感染症の患者が用いた食器およびリネンは熱湯消毒を行えば再使用可能である。**

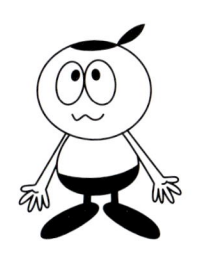

Point 16

主に病院内で感染しますが、市中で感染することもあります。

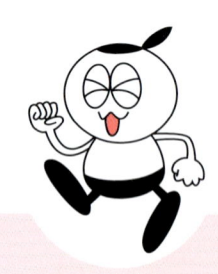

　野菜や果物など様々な食材に産地が記載されています。河豚などの魚も「○○産」などと書かれています。病院や企業などに新採用された人々は、自己紹介のときには必ずといってもいいほど「○○出身です」と言います。このようにどこが産地なのか、どこで生まれたのか、ということは重大な関心事なのです。このようなことは感染症でも当てはまります。

　感染症に罹患したときにはどこで感染したのかが気になります。「病院内で感染したのか？　市中で感染したのか？」といったことです。感染症によっては、「発症したのはどこか？」ということも気にすることがあります。

　クロストリディオイデス・ディフィシル感染症が発生した場合、それが「病院内で感染したのか？　市中で感染したのか？」が大変気になります。病院内で感染したのならば、院内感染対策を強化しなければなりません。市中で感染したのならば、市民の啓発が重要です。これに加えて、「病院内で発症したの

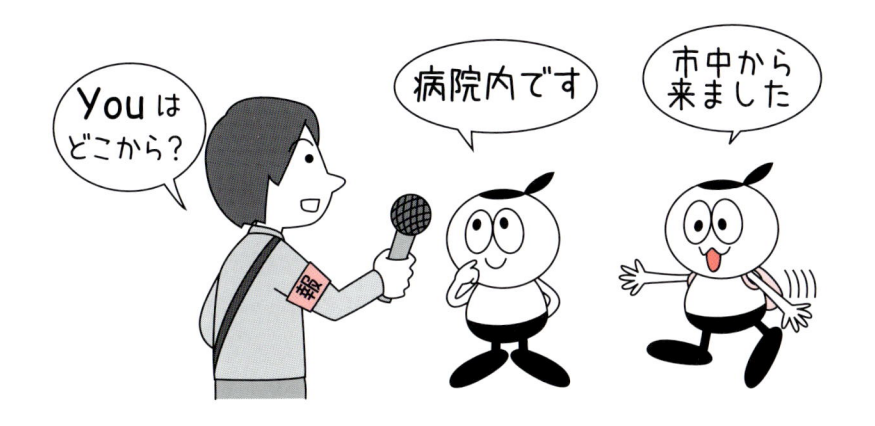

か？　市中で発症したのか？」も気になるのです。

　通常、クロストリディオイデス・ディフィシル感染症といえば院内感染の代表と認識されていますが、市中で感染することもあります。クロストリディオイデス・ディフィシルは潜伏期間が7日間未満（中央値：2〜3日間）であると言われていますが、確定的なものではありません。そのため、入院中に感染して、退院後に発症することもあるのです。逆のこともあり得ます。すなわち、市中で感染していて、入院後に発症するということです。

　院内感染と比較して、市中感染のクロストリディオイデス・ディフィシル感染症は若い患者で発生しており、抗菌薬や他の危険因子への明らかな曝露がありません。また、市中でどのように感染したのかも明らかではありません。市中感染によるクロストリディオイデス・ディフィシル感染症での罹患率と死亡率は、院内感染よりも低いことが知られています。その理由は「年齢が若いこと」と「入院患者ではないので合併症が少ないこと」が挙げられています。

　このようなことから、クロストリディオイデス・ディフィシル感染症は【医療施設発症—医療関連型】【市中発症—医療関連型】【市中関連型】に分類され、これらのどれにも当てはまらないときには【分類不能型】となります。そして、再発の場合には【再発型】となります（図7）。

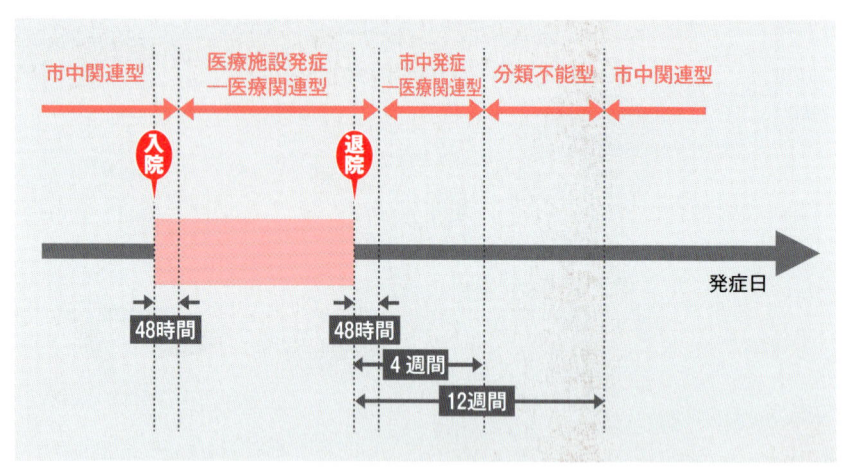

図7 クロストリディオイデス・ディフィシル感染症の発症日による分類

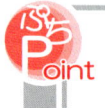

　　クロストリディオイデス・ディフィシル感染症を分類すると、【医療施設発症―医療関連型】【市中発症―医療関連型】【市中関連型】【分類不能型】となる。

　まず、【医療施設発症―医療関連型】からお話しします。これは病院内で発症するのですが、感染も病院内で起こったのだろうというものです。入院直後に発症した場合には病院内で感染したと考えられないので、この分類には属しません。通常、入院後48時間以上経過してから発症した場合となります。同様に退院後48時間以内に発症した場合にも【医療施設発症―医療関連型】に分類されることになります。

　【市中発症―医療関連型】は、退院してから4週間以内に発症した場合です。これは病院内で感染して退院後に発症したものと推定されます。入退院を繰り返している患者では前回退院後4週間以内で、今回の入院後48時間以内に発症した場合も含まれます。この場合、感染したのは前回の入院のときであり、今回の入院ではないということになります。

【市中関連型】は退院後12週間以上が経過してから発症した場合を言います。これは市中で感染したのであろうというものです。ただし、次の入院後48時間以内に発症した場合も含まれます。これは感染したのが病院内でなく、市中であったであろうというものです。

　【分類不能型】は上記のいずれにも当てはまらない場合が該当します。すなわち、退院後4〜12週間で発症した場合となります。これは病院内で感染したのか、市中で感染したのか明確ではないからです。

> **ぷちPoint**
> 　【市中発症─医療関連型】は退院してから4週間以内に発症した場合、【市中関連型】は退院後12週間以上が経過してから発症した場合である。退院後4〜12週間で発症した場合は【分類不能型】となる。

　【再発型】については、クロストリディオイデス・ディフィシル感染症の症状が消失した患者（治療の有無に関係なし）において、前回の症状が発現してから8週間以内に再度症状が見られる場合が該当します。

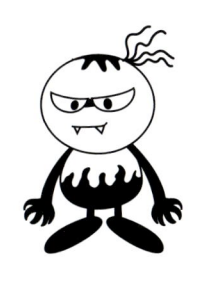

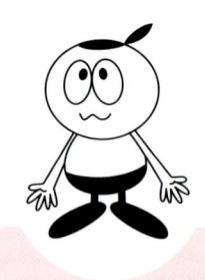

Point 17

患者・家族の協力なしには
伝播は防げません。

　クロストリディオイデス・ディフィシルは芽胞として環境表面に長時間生存できるので、医療従事者の手指のみならず、環境表面を介して伝播することがあります。そのため、クロストリディオイデス・ディフィシル感染症の患者には接触予防策が必要となります（Point 11　参照）。患者は個室に隔離され、入室する医療従事者および面会者はガウンと手袋を装着します。クロストリディオイデス・ディフィシルは患者に用いた血圧計や聴診器などの医療器具や、医療従事者の衣類に付着して病室間を伝播してゆくことがあるので、医療器具は病室専用としておき、患者の退院後に病室から持ち出すときには十分に洗浄・消毒をします。面会者が入室するときもガウンと手袋を装着してもらいます。当然のことながら、病室内の面会者の飲食は禁止です。飲食をすれば面会者が感染してしまう可能性があるからです。

　このような対応は芽胞が病室から持ち出されないようにするためなので、やむを得ないことと思います。しかし、患者側からするとどうでしょうか？　個

室から出ることが許されず、入室するすべての人がガウンと手袋を装着しています。家族ですら、ガウンと手袋を装着しています。何か自分がとても重大な病原体に感染しているのではと思ってしまいます。「どうして自分だけがこのような取り扱いを受けるのだろうか？」「この病気は本当に治るのだろうか？」「自分を心配して面会に来てくれる家族が感染しないだろうか？」など心配してしまいます。そのような状況では精神的に滅入ってしまいます。家族もまた、感染することを恐れて面会に来なくなるかも知れません。ガウンや手袋を装着するくらいなら、面会の頻度を減らしてしまうかも知れないのです。家族の面会が減れば、患者の精神的なサポートもさらに減ってしまいます。このようなことを避けるために、患者や家族には接触予防策の必要性について十分に説明しなければなりません。

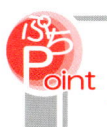

ぷちPoint　接触予防策を実施するときには、患者や家族にはその必要性について十分に説明する。

　面会者や家族が、接触予防策で管理されている患者の病室に入室するときにはガウンと手袋を装着するのですが、適切な装着法と廃棄法を守らなければなりません。そのような感染対策が実施できないような幼児や成人は、面会することはできないのです。入室したときには面会者や家族は患者のベッドに座ったり、寝転んだりすることもいけません。患者の周辺環境には芽胞が多数付着しているからです。また、病室内で面会者や家族は食物を口にしてはいけません。彼らも感染してしまうからです。患者が食事するときに介助するならば、介助の前には必ず手洗いをしてもらいます。これは環境表面に触れて芽胞に汚染されている手指で食事を介助しないためです。

　このような対応は接触予防策をしている患者のみに当てはまるのではありません。クロストリディオイデス・ディフィシルは無症状保菌者がいます。このような人々もベッドやリネンに芽胞を付着させていることがあります。やは

り、面会者は患者のベッドに座ったりすることは避け、手洗いを十分に行うことが大切です。患者の食事介助の前には手洗いをしっかり行います。剝いたリンゴ、おにぎりなどを掴んで患者の口に運ぶ前には、手洗いがとても大切なのです。面会者や家族の汚染した手指を介して患者が感染することは、是非とも避けなくてはいけません。

　クロストリディオイデス・ディフィシル感染症は再発しやすい感染症です。腸管に残存しているクロストリディオイデス・ディフィシルが再燃することによる場合もありますが、外部から腸管内に芽胞が再び入り込む再感染もあるのです。この再感染を防ぐためにも、患者と家族の理解と協力が不可欠なのです。

　患者や家族は手洗いや接触予防策の重要性と必要性を十分に理解する必要がある。理解できないような幼児や成人は面会することはできない。

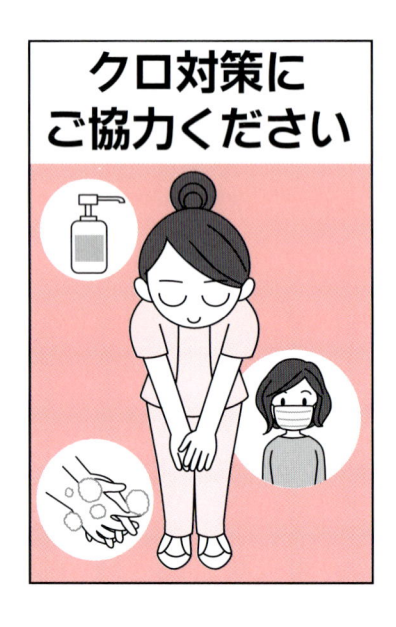

P_{oint} 18

『抗菌薬適正使用支援』
という考え方が予防の要です。

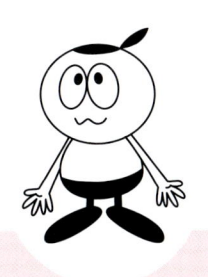

　『クロストリディオイデス・ディフィシル物語』を思い出してください。村の人々が疫病で倒れ、その結果、クロちゃん（＝クロストリディオイデス・ディフィシル）を教育する人々がいなくなったため、抑制できなくなったのです。疫病が流行さえしなければ、村の人々は健康でいられ、彼らの教育によってクロちゃんが暴走することを防ぐことができたのです。

　この「疫病」は抗菌薬を意味しています。抗菌薬を投与することによって、腸管内の正常細菌叢が崩壊します。クロストリディオイデス・ディフィシルは抗菌薬に耐性であることから、抗菌薬が投与されても生き残り、腸管内で増殖し、トキシンを放出することによって、クロストリディオイデス・ディフィシル感染症が発症するのです。

　一般に、抗菌薬は感染症を治癒するために使用されます。肺炎や腎盂腎炎など様々な感染症の治療に使用します。抗菌薬がなければ、感染症の治療は非常

に困難なものになります。そのため、「抗菌薬を使うな！」などと言うことはできません。抗菌薬の利点を享受することを妨げたくないのです。

感染症で困っているならば、抗菌薬を使用することは適切です。しかし、感染症で困っていないにもかかわらず、抗菌薬を使用するのは問題です。「感染症で困っていない人」に抗菌薬を投与し、クロストリディオイデス・ディフィシルを手助けしてしまうのは適切な治療とは言えません。そのためにも抗菌薬スチュワードシップが求められるのです。

CDC は「抗菌薬スチュワードシップとは、医師が抗菌薬を適切に処方して、患者がそれを適切に使用できるように、患者ケアに直接的もしくは間接的に携わっているすべてのスタッフが『抗菌薬執事（世話役)』のように振る舞うこと」としています。すなわち、抗菌薬が適切に使用されるように、医師のみばかりでなく、すべての医療従事者が一致団結して対応しようというものです。抗菌薬スチュワードシップは日本語では「抗菌薬適正使用支援」と訳されています。

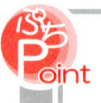

> 抗菌薬スチュワードシップは「抗菌薬適正使用支援」と邦訳されている。これは医師が抗菌薬を適切に処方して、患者がそれを適切に使用できるように、すべての医療従事者が協力することである。

クロストリディオイデス・ディフィシル感染症は抗菌薬の使用に大きく影響されています。クロストリディオイデス・ディフィシル感染症は抗菌薬治療中に発症することが多いのですが、治療後5〜10日で発症することもあります。稀に、治療が終了してから10週間が経過してから発症することもあります。クロストリディオイデス・ディフィシル感染症を誘導しやすい抗菌薬はクリンダマイシン、アンピシリン、アモキシシリン、セファロスポリン系、フルオロキノロン系です。一方、誘導が少ない抗菌薬にはアミノグリコシド系、メトロニ

ダゾール、テトラサイクリン系などがあります（Point 5 参照）。そのため、誘導しやすい抗菌薬から誘導の少ない抗菌薬に変更することは重要なことと言えます。

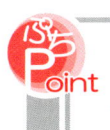

クロストリディオイデス・ディフィシル感染症を誘導しやすい抗菌薬を、誘導の少ない抗菌薬に切り替えるのが望ましい。

　抗菌薬の使用中および使用後の1ヶ月間は、クロストリディオイデス・ディフィシル感染症が7〜10倍も発症しやすくなります。その後の2ヶ月間であっても約3倍です。そのため、特定の抗菌薬のクラスを選択的に制限することによって、病院のアウトブレイクをコントロールし、市中および医療現場での発症率を減らすことができます。例えば、英国において2006年から2009年に処方抗菌薬を全国的に変更したところ、発症が50％以上減少しました。同時にキノロン耐性の強毒株（BI/NAP1/027株）の割合も減少したのです。2000年初めのケベック（カナダ）でのアウトブレイクのときに実施された抗菌薬スチュワードシッププログラムは、院内感染のクロストリディオイデス・ディフィシル感染症を60％減少させました。このときの対象の抗菌薬にはセファロスポリン系、シプロフロキサシン、クリンダマイシン、マクロライド系が含まれました。

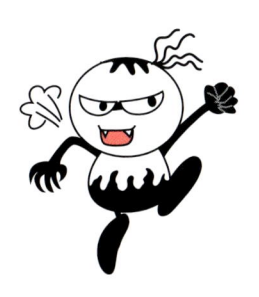

　クリンダマイシンの制限によって、いくつかのアウトブレイクでの症例が急速に減少したという報告があります。クリンダマイシンの使用に感染症内科の許可を必要としたところ、クロストリディオイデス・ディフィシル感染症が減少したという報告もあります。

　フルオロキノロン系は BI/NAP1/027 株によって引き起こされるアウトブレイクに関連しています。そのため、アウトブレイクが発生しているときにはフルオロキノロン系を制限することが求められます。実際、フルオロキノロン系の全面中止がクロストリディオイデス・ディフィシル感染症を減少させ、BI/NAP1/027 株による症例の割合も減らしたとする報告があります。

　第三、第四世代のセファロスポリン系の制限もまた、クロストリディオイデス・ディフィシル感染症の発症率を減らすことに成功しています。アウトブレイクのときに、ペニシリン系、スルファメトキサゾール/トリメトプリム（ST）合剤、アミノグリコシド系を制限したところ、クロストリディオイデス・ディフィシル感染症が減少したという報告もあります。

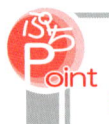

クロストリディオイデス・ディフィシル感染症のアウトブレイクが発生した場合、特定の抗菌薬の使用制限が有効であった。

　腎盂腎炎や肺炎のように、抗菌薬が必要な感染症に抗菌薬が投与されるのは問題ありません。しかし、同時に抗菌薬の治療によって腸管内の細菌叢にダメージが与えられることも承知しなければなりません。大切なことは、抗菌薬が必要なくなったら、迅速に治療を終了することです。そうすれば、腸管内の正常細菌叢が回復してくるので、クロストリディオイデス・ディフィシルを抑え込むことができるのです。すなわち、抗菌薬を投与している間は「投与によってクロストリディオイデス・ディフィシルが増殖するのではないか？」と思って、ドキドキしなければならないのです。

この「ドキドキ感」がないようでは、抗菌薬は処方してはいけません。ここで、このドキドキ感を共有したいと思います。

　　〜ドキドキ感〜

　新幹線で遠方に行く予定なのですが、携帯電話と腕時計を忘れて出かけてしまいました。道路が渋滞していたので、駅に到着したのは乗車する新幹線の発車時刻の15分ほど前でした。切符を買おうとしたら、券売機の前に長蛇の列があり、それを待たなくてはいけません。新幹線はもうじき発車するだろうけど、今の時間がわかりません。ドキドキしませんか？　このドキドキ感です。焦りのような感覚と思ってください。このドキドキは新幹線に乗車したときに終わります。「よかった。乗れた！」と思うからです。

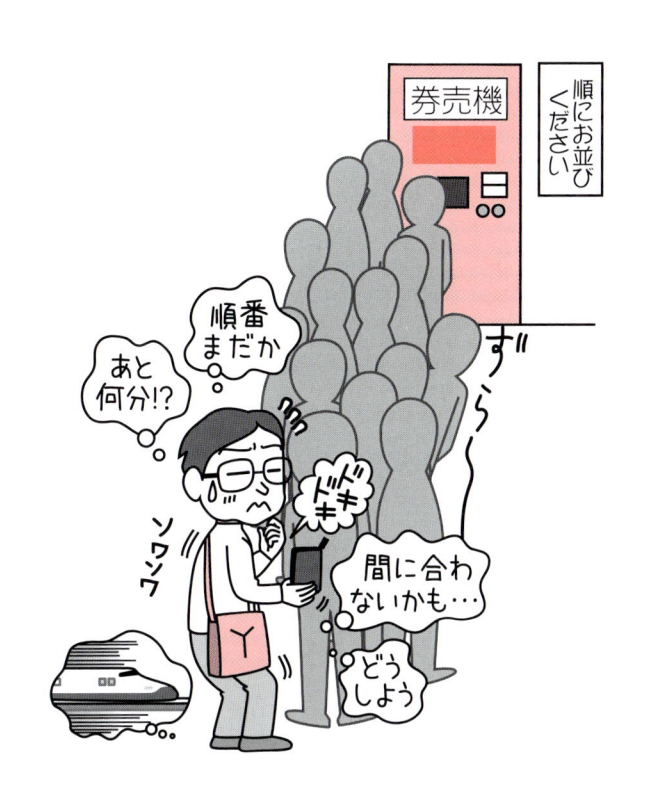

　抗菌薬を投与しているときも、そのドキドキ感を感じていてほしいのです。そして、そのドキドキ感を終わらせるために、抗菌薬が不要になったと判断した瞬間に抗菌薬の治療を終了してほしいのです。

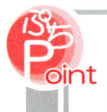 　患者に抗菌薬を処方するときには、常に、クロストリディオイデス・ディフィシル感染症を発症しやすい状況であることを念頭に置くことが大切である。

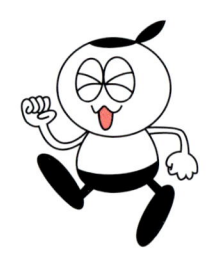

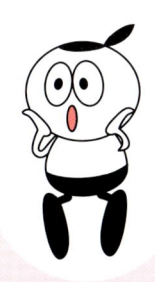

Point 19

集団発生することがあり、日常的に監視をする必要があります。

　プロ野球ファンは多いと思います。シーズンの終盤に近付いてきて、自分が応援しているチームの優勝が決まりそうになると、物凄い声援を送っています。多くのファンは地元がホームグラウンドになっているチームを応援していますが、地元には全く関係ないチームを応援している人もいます。このようなことは自由意思によるものなので、誰も強制することはできません。

　ある企業での話です。その社長はワンマン社長であり、かつ、プロ野球の大ファンです。自分が応援しているチームが優勝の一歩手前まできました。社長は社員食堂などでも野球のことばかり言っています。重役たちも、それに付き合って、一緒に応援しています。もし、この会社と取引している人が、お得意様の社長が応援している野球チームと優勝を争っているチームのファンだったら、どうでしょうか？　なかなか「私は○○チームを応援しています」などとは言えないと思います。この場合には「隠れファン」に徹するしかありません。この隠れファンというのが曲者であって、表面には出て来ないけれども、どこ

かのチームを応援しているという人たちです。

　実は、クロストリディオイデス・ディフィシルは感染した人すべてが下痢や発熱を経験するわけではありません。全く症状のない保菌状態の人が相当数いるのです。すなわち、「クロストリディオイデス・ディフィシルに感染しても保菌であることが多い」ということです。これは、クロストリディオイデス・ディフィシルが病棟内で蔓延したとしても気付かれないことを意味します（Point 6　参照）。もし、インフルエンザやノロウイルス胃腸炎が蔓延すれば発熱、咳、下痢、嘔吐といった症状が見られるので、病院内で流行していることを認識できます。そのため、迅速に対応でき、それ以上の拡散を防ぐことができるのです。しかし、クロストリディオイデス・ディフィシルのように蔓延したとしてもそれが気付かれなければ発見が遅れることになり、感染対策が後手に回ることになります。その結果、病棟の多くの患者がクロストリディオイデス・ディフィシルを保菌しているという状況になってしまうのです。このような「知らない間の蔓延を防ぐ」ためには、標準予防策（手指衛生など）を日常的に遵守していることが大切です。

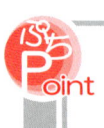
クロストリディオイデス・ディフィシルに感染しても症状が見られない保菌者が多くいる。そして、保菌者が感染源になる可能性がある。

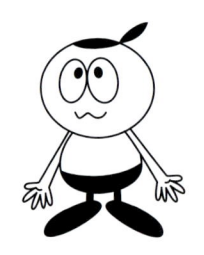

クロストリディオイデス・ディフィシルによるアウトブレイクを防ぐために
は、クロストリディオイデス・ディフィシルに対するアンテナを高くすること
が大切です。早期に発見するシステムを構築することが重要であり、そのため
にはサーベイランスを実施し、クロストリディオイデス・ディフィシル感染症
を発症している患者を見落とさないようにします。そして、クロストリディオ
イデス・ディフィシル感染症の患者を1人でも見付け出したら、そこで感染対
策を強化します。標準予防策および接触予防策を強化することになりますが、
それに加えて、環境対策（環境消毒など）を徹底します。この場合、ベッドサ
イドの機器および環境表面（ベッド柵、ベッドサイドテーブル、台車、便器、
ドアノブ、蛇口ハンドルなど）を十分に消毒します（Point 14 参照）。クロ
ストリディオイデス・ディフィシルは環境表面に長期間生存できるので、環境
表面が汚染していると、そこに触れた手指や器具などによって病院内に拡散し
てしまうからです。

　クロストリディオイデス・ディフィシルのアウトブレイクが発生した場合に
は、発症者での接触予防策のみならず、すべての患者に標準予防策が適切に実
施されているかを確認します。特に、手指衛生の徹底が大切です。クロストリ
ディオイデス・ディフィシルの保菌者も感染源になるからです。

　クロストリディオイデス・ディフィシルが検出されている患者のみに徹底的
な感染対策が実施され、検出されていない患者に対しては手指衛生を含めた標
準予防策が遵守されていなければ、無症状保菌者が感染源となっているアウト
ブレイクを防ぐことも、鎮静化することもできません。また、病院ではクロス
トリディオイデス・ディフィシルのみならず、MRSA や MDRP など様々な耐
性菌がいます。クロストリディオイデス・ディフィシル対策だけを徹底してい
ると、他の耐性菌に対する対策が疎かになり、それらによるアウトブレイクが
発生してしまう可能性があります。したがって、クロストリディオイデス・
ディフィシル対策として接触予防策を実施するときには、病棟および病院全体
に標準予防策を徹底することが極めて大切です。

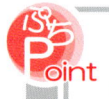

クロストリディオイデス・ディフィシル対策だけを徹底していると、他の耐性菌によるアウトブレイクが発生することがある。そのため、すべての病原体に対応するため、標準予防策を徹底することが大切である。

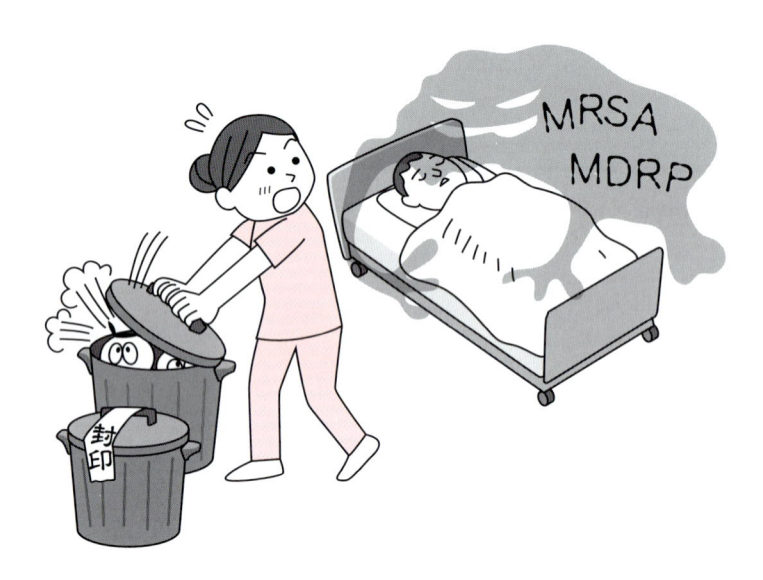

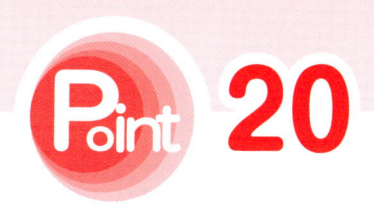

Point 20

強毒タイプがいるので、 その動向には注意が必要です。

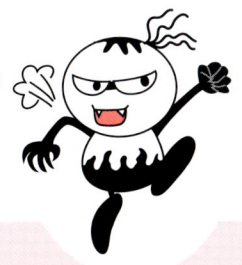

　2000年早期から、米国やカナダにおいて重症のクロストリディオイデス・ディフィシル感染症が急激に増加し始めました。それを引き起こしたのが、BI/NAP1/027と呼ばれるクロストリディオイデス・ディフィシル株です。BI/NAP1/027なんて、無味乾燥な名前と思いませんか？　そもそも、どうして、このような長い名前になったのでしょうか？

　BI/NAP1/027は３つの異なった解析法でタイピング（タイプ分け）したときに名付けられたものが連続して記載された名称です。制限エンドヌクレアーゼ法での名前が「BI」、パルスフィールドゲル電気泳動法での名前が「NAP1」、そして PCR（polymerase chain reaction：ポリメラーゼ連鎖反応）法での名前が「027」です。「BI」も「NAP1」も「027」も同じ株の名前なので、それらを総合して「BI/NAP1/027」という名称となったのです。すなわち、BI/NAP1/027は『restriction endonuclease analysis pattern：**BI**, **N**orth **A**merican **p**ulsed-field gel electrophoresis pattern：type **1**, PCR ribotype：**027**』の略

なのです。長い名称なので、略称が用いられているのです。これは、芸術家の
ピカソのフルネームが「パブロ・ディエーゴ・ホセ・フランシスコ・デ・パウ
ラ・ホアン・ネポムセーノ・マリーア・デ・ロス・レメディオス・クリスピー
ン・クリスピアーノ・デ・ラ・サンティシマ・トリニダード・ルイス・イ・ピ
カソ」であったのに似ています。本人も正確に覚えていなかったようで、「パ
ブロ・ピカソ」と呼ばれています。我々はこのような長い名称を覚える必要は
ありません。「BI/NAP1/027」でよいのです。ただ、3つの解析法がお互いに
譲り合えばもっと短い名前になったのにと思うと、残念なことです。

　クロストリディオイデス・ディフィシルには毒素型による分類もあります。
病原性遺伝子座にはトキシンA遺伝子とトキシンB遺伝子および近隣の3つ
の制御遺伝子を含んだ領域がありますが、毒素型決定解析はこの遺伝子座を解
析するものです。ほとんどのクロストリディオイデス・ディフィシル株は毒素
型0ですが、BI/NAP1/027は毒素型Ⅲです。この分類までもが自己主張して
命名の列に加わったら、「BI/NAP1/027/Ⅲ」などというさらに長い名前になっ
たかも知れません。

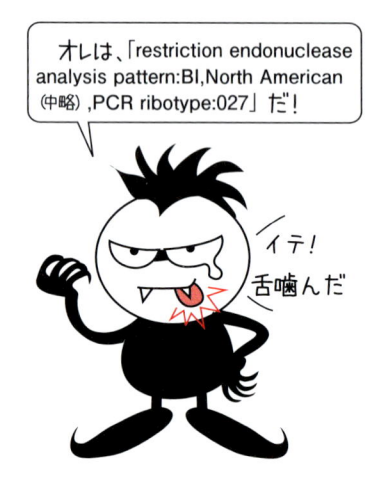

オレは、「restriction endonuclease analysis pattern:BI, North American (中略) ,PCR ribotype:027」だ！

イテ！
舌噛んだ

ここまでは BI/NAP1/027 株の名称について解説してきましたが、その性格についてお話したいと思います。まず、BI/NAP1/027 株は強毒株であることを強調させてください。芽胞を効果的に形成し、トキシンを大量に産生します。そして、フルオロキノロン系に高度耐性です（フルオロキノロン耐性は2001 年以前は稀なことでした）。BI/NAP1/027 株によるクロストリディオイデス・ディフィシル感染症は重症かつ治療に抵抗性であり、中毒性巨大結腸症や手術を必要とすることが多く、死亡率が高いのです（低毒性株による死亡率の3 倍）。

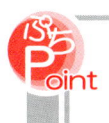

　BI/NAP1/027 株は強毒株であり、トキシンを大量に産生する。この株に感染すると死亡率が高い。

　BI/NAP1/027 株はバイナリートキシン（二元毒素）を産生するという特徴があります。この毒素は他のクロストリディオイデス・ディフィシル株には存在しない毒素ですが、その病原性の意義はわかっていません。また、BI/NAP1/027 株は他の株よりもトキシン A および B を大量に産生します。すなわち、バイナリートキシンを産生する株はトキシン A と B の産生が多いといえます。

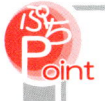

　BI/NAP1/027 株はバイナリートキシンを産生するが、このトキシンの病原性の意義は不明である。ただ、バイナリートキシンを産生する株ではトキシン A と B の産生が多い。

　トキシンの産生には、前述のトキシン A 遺伝子とトキシン B 遺伝子と 3 つの制御遺伝子の合計 5 つの遺伝子が関連しています。制御遺伝子の 1 つはトキシンの産生を抑制する働きがあるのですが、BI/NAP1/027 株にはその遺伝子の部分的な欠失があるのです。その結果、トキシン A および B が大量に産生

されるのです。トキシン A の産生は16倍、トキシン B は23倍に亢進している
との報告もあります。

　BI/NAP1/027株によるクロストリディオイデス・ディフィシル感染症は臨
床的な治癒率が低く、再発率が高いことが知られています。また、重症化しま
す。集中治療室への入院や大腸切除術が必要となったり、発症してから14日以
内で死亡することが多いのです。そのため、BI/NAP1/027株が検出されたら
徹底的な感染対策が必要となります。

BI/NAP1/027株によるクロストリディオイデス・ディフィシル感染
症は臨床的な治癒率が低く、再発率が高く、重症化しやすい。

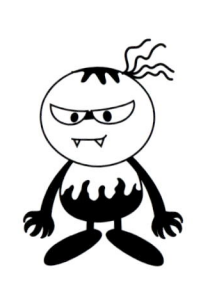

おわりに

　近年、クロストリディオイデス・ディフィシルを取り巻く環境に変化が見られています。まず1つ目は、「クロストリジウム・ディフィシル」から「クロストリディオイデス・ディフィシル」に菌名が変わったことが挙げられます。これは、表現型、化学分類学、系統発生学による分類に基づいて、新しい属としてクロストリディオイデス属が提案され、そこに属することになったからです。2つ目は2000年早期から、米国やカナダにおいて重症のクロストリディオイデス・ディフィシル感染症が増えてきたことです。これは強毒株（BI/NAP1/027株）の出現によるものであり、この株による感染症は重症かつ治療に抵抗性です。中毒性巨大結腸症や手術を必要とすることが多く、死亡率が高いことが知られています。3つ目はクロストリディオイデス・ディフィシル感染症の治療薬として、トキシンBに対するモノクローナル抗体であるベズロトクスマブやマクロライド系のフィダキソマイシンが臨床現場に投入されつつあることです。治療のオプションが広がってきました。

　クロストリディオイデス・ディフィシル感染症は抗菌薬治療が行われている患者において問題となる感染症です。抗菌薬が投与されていない患者で問題になることはほとんどありません。そのため、「抗菌薬が不必要な患者には抗菌薬治療を実施しない」「抗菌薬治療が必要な患者であっても、感染症が治癒すれば迅速に抗菌薬を中止する」といった対応が大切です。すなわち、抗菌薬適正使用支援を充実させることが重要なのです。しかし、抗菌薬をすべての患者において使用しないとか、すべての患者において投与期間を短期化するということは不可能です。抗菌薬を投与しなければ感染症が重篤となり、死亡してしまう患者がいます。どうしても長期の抗菌薬治療が必要な患者もいます。そのような患者には抗菌薬を使用せざるを得ず、その結果として、クロストリディオイデス・ディフィシル感染症を経験することがあります。この場合、クロス

トリディオイデス・ディフィシル感染症の発症を見過ごさないようにしなければなりません。そのためには、「抗菌薬が投与されている患者」もしくは「最近、抗菌薬が投与された患者」に焦点を合わせて、クロストリディオイデス・ディフィシル感染症の診断の感度を高めることがとても有用です。そして、クロストリディオイデス・ディフィシル感染症を診断したら、適切な治療を開始します。この場合、原因となった抗菌薬を（可能ならば）中止するとともに、メトロニダゾールやバンコマイシンの内服が実施されることになりますが、今後はベズロトクスマブやフィダキソマイシンも使い分けする必要が出てきました。

　クロストリディオイデス・ディフィシル感染症の診断と治療には奥深いものがあります。どういう理由で発症し、どのような症状を呈し、どのように診断し、そして、どのように治療するのかを深く理解することが大切です。このように、医療従事者がクロストリディオイデス・ディフィシル感染症についての知識や経験を積み重ねることは重要なことですが、同時に、「患者や家族は手指衛生を徹底する」「一般市民は抗菌薬が必要ではない状況（風邪など）では医療機関に抗菌薬を強く求めない」などの啓発も大切であると考えます。クロストリディオイデス・ディフィシルを保菌しないために、そして、保菌していても発症しないためには一般市民の協力も不可欠なのです。

参考文献

◆ APIC：Guide to the elimination of *clostridium difficile* in healthcare settings.
http://www.apic.org/Resource_/EliminationGuideForm/5de5d1c1-316a-4b5e-b9b4-c3fbeac1b53e/File/APIC-Cdiff-Elimination-Guide.pdf

◆ Cohen SH, et al：Clinical practice guidelines for *Clostridium difficile* infection in adults: 2010 update by the Society for Health-care Epidemiology of America（SHEA）and the Infectious Diseases Society of America（IDSA）. Infect Control and Hosp Epidemiol 31（5）：431-455, 2010

◆ CDC：Guideline for isolation precautions: Preventing transmission of infectious agents in healthcare settings.
https://www.cdc.gov/infectioncontrol/pdf/guidelines/isolation-guidelines.pdf

◆ CDC：Guidelines for environmental infection control in health-care facilities.
https://www.cdc.gov/infectioncontrol/pdf/guidelines/environmental-guidelines.pdf

◆ CDC：Guidelines for disinfection and sterilization in healthcare facilities.
https://www.cdc.gov/infectioncontrol/pdf/guidelines/disinfection-guidelines.pdf

◆ Surawicz CM, et al：Guidelines for diagnosis, treatment, and prevention of *Clostridium difficile* infections. Am J Gastroenterol 108（4）：478-498, 2013

◆ 矢野邦夫：感染制御 INDEX 100の原則、ヴァンメディカル、東京、2011

◆ 一般社団法人日本感染症学会、公益社団法人日本化学療法学会　JAID/JSC 感染症治療ガイド・ガイドライン作成委員会　腸管感染症ワーキンググループ：JAID/JSC 感染症治療ガイドライン2015—腸管感染症—.
http://www.chemotherapy.or.jp/guideline/jaidjsc-kansenshochiryo_choukan.pdf

◆ Shane AL, et al：2017 Infectious Diseases Society of America Clinical practice guidelines for the diagnosis and management of infectious diarrhea. CID 217：65（12）：e45-e80, 2017

索引

■ 著者略歴

矢野邦夫　浜松医療センター　副院長　兼　感染症内科長　兼　衛生管理室長

■ 略歴

1981年3月	名古屋大学医学部卒業
1981年4月	名古屋掖済会病院
1987年7月	名古屋第二赤十字病院
1988年7月	名古屋大学　第一内科
1989年12月	米国フレッドハッチンソン癌研究所
1993年4月	浜松医療センター
1996年7月	米国ワシントン州立大学感染症科　エイズ臨床短期留学
	米国エイズトレーニングセンター臨床研修終了
1997年4月	浜松医療センター　感染症内科長（現職）
1997年7月	同上　　　　　　衛生管理室長（現職）
2008年7月	同上　　　　　　副院長（現職）

- 医学博士　浜松医科大学　臨床教授
- インフェクションコントロールドクター　感染症専門医　抗菌化学療法指導医
- 日本エイズ学会　認定医・指導医
- 血液専門医　日本輸血学会認定医　日本内科学会認定医
- 日本感染症学会、日本環境感染学会　評議員
- 日本医師会認定産業医

■ 著書

知って・やって・覚えて 医療現場の真菌対策（ヴァンメディカル）、見える！わかる‼病原体はココにいます。（ヴァンメディカル）、知って防ぐ！耐性菌 ESBL 産生菌・MRSA・MDRP（ヴァンメディカル）、知って防ぐ！耐性菌2 MDRP・VRE・PRSP・CRE（ヴァンメディカル）、感染制御 INDEX 100の原則（ヴァンメディカル）、感染制御の授業（ヴァンメディカル）、ねころんで読める CDC ガイドライン（メディカ出版）、ねころんで読める抗菌薬（メディカ出版）など多数

知っておきたい
クロストリディオイデス・ディフィシル
感染対策 Point 20

定価（本体 1,800 円 + 税）

2018 年 2 月 5 日　初版発行

著　者　矢野邦夫
発行者　伊藤秀夫

発行所　株式会社 *ヴァン メディカル*

〒101-0051　東京都千代田区神田神保町 2-40-7 友輪ビル
TEL 03-5276-6521　FAX 03-5276-6525
振替　00190-2-170643

© Kunio Yano 2018 Printed in Japan
ISBN978-4-86092-129-3 C3047

印刷・製本　亜細亜印刷株式会社
乱丁・落丁の場合はおとりかえします。

・本書に掲載する著作物の複製権・翻訳権・上映権・譲渡権・公衆送信権（送信可能化権を含む）は株式会社 ヴァン メディカルが保有します。
・ JCOPY ＜（社）出版者著作権管理機構 委託出版物＞
・本書の無断複製は著作権法上での例外を除き禁じられています。複製される場合は，そのつど事前に，（社）出版者著作権管理機構（電話 03-3513-6969，FAX 03-3513-6979，e-mail：info@jcopy.or.jp）の許諾を得てください。